I0767230

Ejercicios de equilibrio para personas mayores

La guía definitiva para la prevención de caídas con sencillos ejercicios caseros para mejorar la estabilidad, la movilidad y la postura

Tabla de contenido

Introducción

El envejecimiento forma parte del círculo de la vida. El cuerpo humano alcanza su estado óptimo a los 30 años; después, comienza un lento declive. El declive hace que los individuos empiecen a perder masa muscular, lo que conlleva una pérdida de equilibrio. Dado que las personas mayores siguen corriendo un mayor riesgo de sufrir una serie de enfermedades y lesiones, deben mantener el ritmo de actividad física.

Este libro ayuda a los personas mayores a recuperar su equilibrio físico. Aunque este libro se centra en las personas mayores principiantes, también hemos incluido ejercicios para las personas mayores de nivel avanzado. Además, todos los ejercicios tienen variaciones. Puede realizarlos sentado en una silla o de pie.

Hemos incluido pruebas sencillas que le ayudarán a evaluar su nivel físico y de equilibrio actual. Por ejemplo, ¿puede tocarse los dedos de los pies? También, le recordamos que caminar, dormir y consultar con su médico de cabecera son aspectos fundamentales para una rutina de ejercicios completa.

Este libro se diferencia de otros del mercado porque tiene en cuenta a la persona en su totalidad. Examinamos los aspectos que afectan a las personas mayores y la vida que pueden llevar. Además, incluimos varios tipos de ejercicios y estiramientos.

¡Comencemos!

Capítulo 1: Por qué es importante el equilibrio

Envejecer sin demasiados problemas comienza con el equilibrio, y el equilibrio proviene de unos músculos sanos. Unos músculos sanos tienen masa suficiente para proteger los huesos y las articulaciones. Además, una masa muscular sana indica que el individuo tiene fuerza, una amplitud de movimiento óptima y agilidad. Por otro lado, una masa muscular sana sugiere que el individuo ha tomado medidas para mantenerla. Los cuerpos estancados pierden masa muscular. Incluso aquellos que hacen ejercicio también pierden algo de masa. Por lo tanto, se debe trabajar en ella.

Algunas personas mayores llegan a la última etapa de su vida con una salud decente gracias a su constitución genética. Para la mayoría, requiere esfuerzo. No obstante, todas las personas mayores se enfrentarán al menos a un problema de salud a medida que envejecen, incluido el mantenimiento de un equilibrio saludable. Mantenerse en buena forma en los últimos años significa evitar los malos hábitos, participar en la actividad física diaria, tener una rutina sólida a la hora de acostarse y llevar una dieta sana. Cada elemento ayuda a mantener la masa muscular en un nivel óptimo. Le explicaremos por qué en este primer capítulo.

Un día todo el mundo se despertará y se dará cuenta de que no puede saltar rápidamente de la cama. Al contrario, les cuesta. A veces la realidad del envejecimiento se impone como una brusca llamada de atención, y otras veces es necesario. Descubrir que el equilibrio está desajustado lleva su tiempo. Es un proceso lento que puede sorprender a las personas mayores. Tal y como dicen; empezó despacio y luego se produjo rápidamente.

El equilibrio permite a las personas caminar, estar de pie y sentarse estoicamente sin pensarlo dos veces, al igual que caminar y hablar; el equilibrio se convierte en una segunda naturaleza. Una vez que los niños pequeños dominan el arte de caminar, sentarse erguidos y levantarse del suelo, dejan de pensar en el proceso. En su lugar, simplemente ejecutan la acción. Como adultos, no piensan en poner un pie delante del otro al caminar. Lo mismo ocurre con el equilibrio; simplemente sucede. En años posteriores, levantarse del suelo desde una posición sentada es una historia diferente. Una vez que se convierte en un reto, es hora de pasar a la acción. La incapacidad para levantarse de una posición sentada en el suelo sin ayuda indica que el equilibrio ya no está a un nivel óptimo. Por lo tanto, preste atención a tiempo a las señales de advertencia.

Las personas suponen, con razón, que no se caerán cuando se pongan de pie, se sienten o avancen. Por eso no le prestan atención cuando ejecutan las acciones a diario. Cuando la falta de equilibrio se hace evidente, resulta casi chocante. Sin embargo, es mejor darse cuenta de que el equilibrio está desajustado antes de que se produzca una lesión. Nunca es demasiado tarde para recuperar el equilibrio. Dependiendo del momento, será más difícil o llevadero. Lo ideal es que darse cuenta anime a las personas a prestar más atención a su falta de equilibrio y a tomar medidas. Quienes lean este libro habrán adoptado una postura proactiva en favor de su salud y su equilibrio: ¡enhorabuena!

En términos técnicos, el equilibrio es el centro de gravedad de una persona. Es la distribución uniforme del peso, de modo que el lado izquierdo es simétrico al derecho. Alcanzar el equilibrio sigue siendo esencial para el balance. *El equilibrio* permite a las personas caminar, sentarse y mantenerse erguidas sin incidentes. Además, lo harán sin sobrecompensar ni favorecer un lado. Si una extremidad o un lado trabaja más que el otro, desgastará más rápidamente las articulaciones y los músculos y provocará resultados negativos. Por ejemplo, caminar con un par de zapatos nuevos a veces supone un reto. El usuario debe domarlos y tener cuidado con los primeros pasos, sobre todo si los tacones tienen cierta altura. Cuando los zapatos causan molestias, el usuario puede favorecer un pie sobre el otro. Favorecer un pie u otro provoca ampollas, dolor o callosidades. También provoca dolor en una pierna, lo cual no es lo ideal. Cuando los usuarios distribuyen el peso uniformemente en ambos pies, ninguno experimenta más desgaste que el otro - ¡eso es estupendo!

Comprender la importancia del equilibrio es vital para la seguridad de una persona. Además, comprender la relación entre el equilibrio y la masa muscular permite a las personas conectar los puntos. La mayoría de las personas se enteran de que perderán masa muscular a medida que envejecen y cuando comienza a ocurrirles, a través de un médico, material de lectura o Internet. Otros se enteran después de que haya progresado notablemente. Se dan cuenta de que algo falla y buscan respuestas.

El equilibrio requiere una actividad física continua para mantenerlo y mejorarlo. También requiere una dieta sana. La nutrición y los ejercicios que mantienen fuertes los músculos benefician también al resto del cuerpo. Por ejemplo, los músculos se benefician de un aporte nutricional de proteínas. Las proteínas también mejoran el flujo de oxígeno en la sangre y aportan energía. La dieta y la actividad física diaria dan como resultado un mejor equilibrio y una buena salud. Hablaremos de varios ejercicios que mejoran el equilibrio de las personas mayores. Caminar a diario es una actividad física que mantiene los músculos en forma. Es un ejercicio cardiovascular de bajo impacto que también beneficia al corazón, al flujo de oxígeno y al cerebro.

Mantenerse alejado de vicios como fumar, consumir drogas y beber alcohol mantiene el equilibrio en buena forma. Las drogas y el tabaco impiden que los músculos se regeneren. Se sabe que beber alcohol hasta la embriaguez hace que la gente pierda el equilibrio. Por eso las autoridades piden a los individuos que realicen una serie de pruebas de equilibrio. En lugar de consumir alcohol, drogas, una mala dieta y fumar, dedique su tiempo a comer bien y a participar en actividades que afecten positivamente al cuerpo, como descansar bien por la noche. Por ejemplo, las personas mayores se benefician de dormir entre 7 y 9 horas cada noche. Durante el sueño, el cuerpo se recarga y los músculos tienen la oportunidad de regenerarse.

Los científicos e investigadores descubrieron hace tiempo que el cuerpo humano es una serie de mecanismos interconectados. Unos dependen de otros.

El cuerpo humano tiene casi 600 músculos que se dividen en tres grandes grupos: esqueléticos, suaves y cardíacos. Cada músculo esquelético trabaja con los nervios y el cerebro del cuerpo para crear movimiento. Por lo tanto, una lesión en los nervios o el cerebro repercute también en los músculos.

El proceso de envejecimiento tiene un impacto significativo en el equilibrio. Otras circunstancias también repercuten en el equilibrio, como los accidentes y las lesiones. Es un golpe duro cuando prevenirlos no es una opción.

Quienes experimentan problemas de equilibrio tras un accidente de tráfico, una lesión laboral o una colisión deportiva se benefician de un tratamiento médico inmediatamente después del incidente. Además de la atención médica, muchos planes de tratamiento tras un accidente incluirán terapia de rehabilitación física. La rehabilitación física ayuda a los músculos a recuperar su fuerza. Además, el cuerpo tiene más posibilidades de recuperar toda la amplitud de movimiento y agilidad durante el proceso de sanación.

Los accidentes más tarde en la vida tienen más ramificaciones negativas, ya que el cuerpo pierde su capacidad de sanar rápida y eficazmente. Reponer la masa muscular se convierte en un reto mayor para el organismo con la edad. No obstante, debe seguir siendo un esfuerzo de por vida.

Los estudios médicos demuestran que la población experimenta una pérdida involuntaria de masa muscular ¡después de los 30 años! Dado que la población tiene una esperanza de vida media de 80 años, los individuos experimentan un declive de 50 años de media. Los estudios también muestran que perder entre un 3 y un 8 % de músculo por década es normal. La pérdida de masa no es perjudicial para una persona de 30 o 40 años que haga ejercicio y siga una dieta sana. Para los mayores de 50 años, es motivo de preocupación, incluso si hacen ejercicio y consumen comidas sanas. **Recuerde que la pérdida de masa muscular afecta negativamente al equilibrio.**

La pérdida involuntaria de masa muscular se produce a medida que las fibras musculares se vuelven más finas. Es similar a la pérdida de cabello. El cuerpo simplemente ya no puede regenerarse de la misma manera. Necesita ayuda mediante estiramientos, actividad física y una nutrición adecuada.

Las personas experimentan varias etapas físicas a lo largo de su vida. El cuerpo alcanza su estado óptimo y luego comienza su declive. Los niños pequeños aprenden a andar a medida que sus piernas se vuelven más musculosas. Luego, aprenden a correr, saltar y trepar a medida que su cuerpo crece y gana fuerza. Los humanos siguen haciéndose más potentes, ágiles y flexibles hasta finales de la veintena. Alrededor de los 30 años, el cuerpo alcanza su punto álgido y empieza a decaer.

Recuerde que el declive no es evidente. En cambio, la forma en que una persona cuidó su salud a los 20 y 30 años se hace evidente a los 50 y 60.

La buena noticia es que nunca es demasiado tarde para mejorar su equilibrio. Cada día es una oportunidad para realizar una actividad que le devuelva parte de él.

Por qué tener equilibrio es enormemente importante, especialmente en la tercera edad

Las personas mayores experimentan varios cambios en su cuerpo y en su capacidad mental. Además de la pérdida de masa muscular, algunos perderán el 40 % de su audición y otros el 40 % de su visión. La edad también alcanza al cerebro. Se calcula que el 40 % de las personas mayores experimentan algún grado de pérdida de memoria. Sin embargo, el peligro más común y peligroso al que se enfrentan las personas mayores son las lesiones por caídas. La pérdida de masa muscular combinada con la pérdida de audición, visión y función cerebral conducen a resultados precarios. Las personas mayores pueden desorientarse con mayor facilidad mientras intentan realizar las tareas cotidianas. Una ligera distracción o vacilación se convierte rápidamente en algo peligroso. Por ejemplo, si decide limpiar los gabinetes de la cocina, puede utilizar un taburete para llegar más alto. Aunque utilizar un taburete para completar una tarea sencilla parezca inocente, como persona mayor, se convierte en algo peligroso.

Puesto que el equilibrio procede de una masa muscular sana, indica fuerza. Las personas mayores alcanzan la tercera edad a los 65 años. A esta edad, el cuerpo ha declinado durante más de 30 años. A los 65 años, las personas pueden jubilarse oficialmente y disfrutar de sus últimos años. Sin embargo, también existen varios problemas de salud. Las enfermedades comunes y las afecciones crónicas de las personas mayores incluyen las cardíacas, el cáncer, las respiratorias, las relacionadas con la memoria y la diabetes; a los 65 años, la mayoría de las dolencias son evidentes. La buena noticia es que es posible controlar varias de ellas mediante la actividad física diaria y una nutrición adecuada, y ambas ayudan a las personas mayores a mantener el equilibrio.

Un cuerpo que envejece se vuelve frágil. Un cuerpo que no puede regenerarse o reponerse no consigue recuperarse de las lesiones. Además, no puede protegerse contra ellas. La masa muscular protege los huesos y las articulaciones contra el impacto de una caída.

La edad de jubilación indica que ha llegado el momento de disfrutar de la vida libremente. Para disfrutar plenamente de la vida, es esencial entrar en ella con buena salud. Después, manténgala. Es menos costoso mantener una buena salud que pagar los continuos cuidados médicos de las afecciones crónicas. Por lo tanto, si es posible prevenirlas o retrasarlas unos años, merece la pena intentarlo. Por ejemplo, el coste de este libro es mucho menor que el de una operación de prótesis de cadera.

En la jubilación, las actividades típicas de las personas mayores pueden incluir pasar tiempo con sus familiares, la jardinería, las reuniones sociales con amigos, las manualidades y el aprendizaje. Sin embargo, algunas de estas actividades entrañan riesgos. Las personas mayores se pueden lesionar mientras trabajan en el jardín. Las personas mayores se lesionan con más frecuencia al caerse mientras caminan y realizan sus actividades cotidianas.

Las lesiones de las personas mayores se deben a las caídas

Cuando las personas mayores visitan a su médico de cabecera para una revisión anual, los médicos juzgan la capacidad del paciente para moverse libremente. La amplitud de movimiento limitada, el dolor y la falta de equilibrio indican que el paciente necesita realizar más actividad física diaria.

Según los Centros para el Control y la Prevención de Enfermedades, se calcula que el 25 % de las personas mayores se caen cada año. Las personas mayores registran cada año 36 millones de caídas. Esas caídas provocan 32.000 muertes al año. Además, 3 millones de las personas mayores reciben tratamiento en un centro de urgencias. De los 36 millones de caídas, el 20 % de las personas mayores sufre alguna lesión. Entre las lesiones más comunes se encuentran las fracturas óseas y los traumatismos craneoencefálicos. Tenga en cuenta que los huesos de las personas mayores tardan más en sanar. Una fractura ósea media tarda entre 6 y 12 semanas en curarse. A las personas mayores les lleva más tiempo.

Alrededor de 300.000 pacientes mayores requieren una operación de prótesis de cadera tras fracturarse una o ambas. Aunque los pacientes pueden volver a casa el mismo día después de la operación, se tarda entre 10 y 12 semanas en retomar las rutinas diarias. La recuperación completa tarda entre 6 y 12 meses.

Las personas mayores se lesionan la cadera cuando caen de lado. Las caídas hacia delante provocan lesiones en rodillas, tobillos, articulaciones y manos. Una caída hacia atrás es de las más peligrosas, ya que puede provocar lesiones en la cabeza.

Curiosamente, las mujeres se caen con más frecuencia que los hombres: representan alrededor del 75 % de las fracturas de cadera. Desde que las mujeres experimentan la menopausia, sufren cambios hormonales que repercuten en sus huesos, su química corporal y su salud. Por ejemplo, la osteoporosis afecta más a las mujeres que a los hombres debido a la menopausia.

Los componentes del cuerpo humano se regeneran continuamente, incluidos los huesos, ya que tienen tejido vivo en su interior. La osteoporosis detiene el proceso regenerativo y hace que los huesos se vuelvan frágiles y quebradizos. Una vez que los huesos empiezan a deteriorarse, las caídas se vuelven más peligrosas.

Los niños pequeños, los adolescentes y los adultos jóvenes pueden soportar las caídas. Se recuperan de una rodilla desollada, una espinilla magullada o una mano raspada. Aunque la densidad ósea no haya alcanzado su punto máximo, los niños pequeños pueden soportar las caídas mejor que las personas mayores. ¿Por qué? Los músculos y la grasa protegen sus huesos y articulaciones. Para las personas mayores, eso ya no es así.

También hay un aspecto económico en evitar las caídas.

Mejorar el equilibrio previene las caídas

Los precios de los cuidados médicos siguen subiendo, incluso para quienes contratan la mejor cobertura de seguro. Una sustitución total de cadera oscila entre 31.000 y 45.000 dólares. Quienes acuden a urgencias tras una caída pueden esperar pagar 11.000 dólares de media. Para evitar pagar costosas facturas de tratamiento médico, enfóquese en la prevención, como el fortalecimiento de los músculos y el mantenimiento de la masa muscular.

Los músculos sanos ayudan a prevenir las caídas de las personas mayores, ya que tendrán la fuerza necesaria para mantener el cuerpo erguido y proteger los huesos y las articulaciones en caso de que se produzca una caída. Y lo que es más importante, unos músculos sanos conducen a una mejora del equilibrio que evita la mayoría de las caídas, como los resbalones en la ducha, subirse a un taburete y tropezar en el jardín. La mejora del equilibrio también proporciona una agilidad que ayuda a las personas mayores a agarrarse en medio de una caída, un tropiezo o un resbalón.

Beneficios para la salud de un buen equilibrio

Los beneficios para la salud de un buen equilibrio son numerosos. Dado que el equilibrio previene las caídas, es más probable que el movimiento sea más libre y sin dolor. Además, hay menos miedo. Las personas mayores dejan de disfrutar plenamente de la vida porque temen el dolor y las caídas.

Un buen equilibrio significa menos visitas a urgencias y menos facturas médicas que pagar. Las personas mayores también aumentan su calidad de vida. La jubilación es el descanso que la gente espera disfrutar: la jubilación es el momento de viajar, probar comidas nuevas y conocer otras cosas. Esto es más improbable que suceda si las personas mayores no están en una forma óptima para su edad.

Como la esperanza de vida media ronda los 80 años, podrían quedar 15 años más para viajar, jugar con los nietos y dedicarse a aficiones. Los beneficios para la salud de un buen equilibrio también incluyen la reducción del dolor y la facilidad de acceso.

La epidemia de opiáceos sigue atenazando a la población. En la década de 1990, la comunidad médica observó que los casos de analgésicos con receta habían aumentado. Los analgésicos se hicieron más potentes gracias a los opiáceos también en la década de 1990. Los analgésicos son útiles. Sin embargo, se ha descubierto recientemente que tienen graves efectos secundarios. Mantener un centro de gravedad sólido significa que las personas mayores no necesitan opiáceos recetados para hacer frente a las secuelas de las caídas. En su lugar, las personas mayores pueden recurrir a tratamientos homeopáticos para las pequeñas molestias propias de la edad. Las dietas sanas y la actividad física también ayudan a sanar el cuerpo.

Reducción del dolor

Una vez que el cuerpo envejece y sus componentes comienzan a adelgazarse y desgastarse, comienza a aparecer el dolor. Solo el 7 % de las personas con edades comprendidas entre los 18 y los 44 años afirman experimentar síntomas de artritis. Aumenta a casi el 30 % en el caso de las personas de entre 45 y 64 años. Una vez que llegan a los 65, casi el 50 % de las personas mayores experimentan artritis diagnosticada por un médico.

Un buen equilibrio es el resultado de unos músculos sanos que protegen los huesos y las articulaciones. Quienes llegan a los 65 años con un equilibrio estable experimentarán menos dolor. Como no se caen con regularidad, no se hacen daño. En muchos casos, también proporcionan a su cuerpo una nutrición adecuada y actividad física diaria.

El dolor que no se controla se vuelve crónico y afecta al cerebro. El cerebro registra las causas del dolor y su sensación. Antes de que un individuo alcance una taza de una estantería alta o dé varios pasos, el cerebro recuerda que cada actividad provoca dolor. Es más, el cerebro lo anticipa. Por lo tanto, los individuos vacilan y pueden abstenerse por completo de realizar estas tareas. La vacilación puede provocar fácilmente una caída repentina que cause lesiones innecesarias. Aunque un taburete esté a 30 cm del suelo, para las personas mayores cuyos huesos han envejecido, equivale a una elevación mucho mayor. Las personas mayores con buen equilibrio tienen menos miedo y pueden utilizar con confianza toda la amplitud de movimiento de su cuerpo. Pueden caminar, alcanzar y estirarse; el cuerpo requiere estiramiento. De lo contrario, las extremidades empiezan a ponerse rígidas. El estiramiento mantiene los músculos ágiles. Por lo tanto, es posible alcanzar las tazas de los estantes superiores.

Así que el equilibrio es esencial para prevenir las caídas; también es crucial para mantener los músculos ágiles.

Aunque las personas mayores hayan entrado en la tercera edad, el truco para mantener un buen equilibrio y un cuerpo sano. Las personas que se centran en la prevención experimentarán menos dolor, caídas y lesiones.

Facilidad de acceso

Las personas de 60 años o más aún tienen mucha vida por delante. Los que tienen nietos y familia numerosa disfrutarán más de ellos si se sienten bien físicamente. Las personas mayores que optan por pasar su jubilación viajando o visitando a amigos disfrutarán más de las actividades si mantienen un buen equilibrio. Una vez que aparece el dolor o el miedo, la accesibilidad se convierte en un reto, mental y físico.

La accesibilidad consiste en controlar los movimientos del cuerpo y ejecutar las tareas cotidianas. Las personas mayores pueden caerse cuando van de la cama al cuarto de baño, una lesión frecuente. También pueden caerse en la bañera y en la ducha, ambas son causas comunes de lesiones. Las caídas se producen tanto en terreno llano como en pendientes ascendentes y descendentes. Subir las escaleras de casa también se convierte en un reto para las personas con equilibrio inestable y rigidez muscular. Por eso algunos instalan herramientas de movilidad motorizadas a lo largo de las escaleras.

Con un buen equilibrio, las personas mayores experimentan facilidad de accesibilidad. Pueden subir las escaleras de sus casas sin ayudas costosas. También es posible alcanzar objetos, estirarse y caminar con facilidad. Jugar con los nietos se convierte en una actividad agradable, mientras que explorar rutas de senderismo sigue siendo una mera opción.

La cuota de mercado de los dispositivos que ayudan a las personas mayores en las actividades cotidianas se situó en 20.700 millones de dólares en 2020. Los investigadores creen que crecerá hasta los 31.600 millones de dólares en 2028. La población seguirá envejeciendo en cifras más significativas y el número de personas mayores que necesiten dispositivos de ayuda seguirá impulsando el mercado. Las sillas de ruedas, los andadores y los bastones ayudan cómodamente a las personas mayores a ir de un sitio a otro. Sin embargo, estos dispositivos son incómodos. Otros dispositivos que conforman el mercado de los dispositivos de ayuda para las personas mayores son las herramientas de seguridad para el inodoro, las camas médicas y los scooters.

Este libro pretende ayudarle a conseguir la mayor independencia posible de los dispositivos médicos. Su calidad de vida puede aumentar y gastará menos en atención médica.

Reducción del riesgo de lesiones

No es posible exagerar la importancia del equilibrio. Cuando las personas tienen un centro de gravedad sólido, mejora su equilibrio. Incluso si tropiezan repentinamente, el equilibrio evita que caigan por completo, reduciendo el riesgo de lesiones. Si se agarra con la mano, el equilibrio evita lesiones importantes en la muñeca o el tobillo. Además, el equilibrio es un signo de buena salud muscular y corporal.

Todo en el cuerpo está conectado. Si todo funciona en armonía, cada componente soporta su peso. Así, nada trabaja más de lo necesario, por lo que se mantiene en buen estado durante más tiempo.

Reducir el riesgo de lesiones mejora la calidad de vida de las personas mayores. Vivir sin miedo, sin dolor y sin molestias es una forma estupenda de disfrutar de los últimos años y de la jubilación. También es más rentable.

Con el tiempo, la edad alcanza a todo el mundo. Por lo tanto, realice actividades que permitan al cuerpo envejecer con gracia.

Si tiene un buen equilibrio y quiere mantenerlo o mejorarlo, los siguientes ejercicios le ayudarán.

Capítulo 2: Estiramientos para el equilibrio

Ahora que este libro ha explorado la importancia del equilibrio, el capítulo 2 se centra en los estiramientos para el equilibrio. Los estiramientos sientan las bases para mejorar y mantener el equilibrio. Este capítulo mostrará y guiará a los lectores a través de 8 estiramientos que les ayudarán a entrar en calor para los ejercicios que mejorarán y mantendrán el equilibrio descrito en los capítulos siguientes.

Existen varias formas de calentar el cuerpo para el ejercicio. Por ejemplo, caminar es un excelente calentamiento para trotar. Caminar también sigue siendo la mejor actividad física que la mayoría de las personas mayores pueden realizar a diario. En caso de apuro, dé una vuelta a la manzana o a su casa. Mantenga el ritmo constante y suba los brazos. Con cada paso, mueva los brazos hacia delante y hacia atrás. Añadir los brazos ayuda a elevar el ritmo cardíaco y enciende el metabolismo.

Recuerde que caminar es el mejor ejercicio cardiovascular de bajo impacto con varias características versátiles. Añádalo a su rutina diaria de actividad física y a las rutinas de ejercicios que le indicaremos en los capítulos siguientes.

El estiramiento es uno de los componentes clave para mejorar el equilibrio

El estiramiento también es versátil. Es uno de los componentes clave que ayuda a las personas mayores a mejorar el equilibrio. En primer lugar, los estiramientos relajan las extremidades, los músculos y las articulaciones. Algunas personas pueden decidir hacer ejercicio a primera hora de la mañana. Eso es estupendo. Sin embargo, el cuerpo está más tenso justo después de despertarse. Tras una noche de sueño profundo, el cuerpo ha descansado y los músculos se han tensado. Realizar algunos estiramientos justo después de despertarse es una forma estupenda de relajar los músculos y evitar que se tensen tanto durante la noche. Por lo tanto, si se despierta sintiéndose rígido, comience a estirarse a diario. Los estiramientos también ayudan a lubricar las articulaciones. Lubricar de forma natural las zonas donde se juntan los huesos puede ayudar a aliviar las molestias durante actividades sencillas como caminar, alcanzar objetos y realizar las tareas domésticas. Los estiramientos son el calentamiento del cuerpo para afrontar los retos del ejercicio.

Además del sueño, la edad también provoca que las extremidades, las articulaciones y los músculos se tensen. Cuando una persona alcanza los 70 años, la mayoría ha perdido entre un 20 y un 30% de su amplitud de movimiento. Los que padecen dolores crónicos, enfermedades y afecciones médicas pierden una amplitud de movimiento mayor a los 70 años. Además, está el dolor, un arma de doble filo. Una vez que una persona empieza a experimentarlo, el cerebro lo registra. Cuando el cuerpo se prepara para dar un paso, estirarse o agacharse, el cerebro recuerda cómo se siente el dolor y anticipa la incomodidad. Por lo tanto, las personas intentan sobrecompensar utilizando diferentes partes del cuerpo para completar la tarea. Otros restringen su alcance y dificultan su flexibilidad y amplitud de movimiento. Así, comienza la pendiente resbaladiza. Estirarse durante la tensión matutina relajará los músculos y las extremidades. También lubrica las articulaciones. El movimiento reeduca el cerebro e, idealmente, provocará menos dolor y molestias.

Además, la tirantez matutina también remitirá. Una vez que disminuya la amplitud de movimiento, es posible que no la recupere al 100 %. Sin embargo, puede aspirar a recuperarla lo suficiente para poder disfrutar de sus últimos años.

El primer paso para mejorar y mantener el equilibrio es estirarse a diario. Supongamos que no estira a diario; al menos estire antes de comenzar cualquiera de los ejercicios que incluimos en este libro. Por lo tanto, comience aquí y estire.

Los que han tomado este libro han demostrado motivación para mejorar su equilibrio. Buen trabajo. Ahora, evalúe su estado actual y su experiencia previa. La frecuencia con la que las personas participan en la actividad física diaria es importante. Los guerreros de fin de semana intentan compensar su falta de actividad física durante la semana yendo a por todas durante el fin de semana, un riesgo incluso para el adulto joven más sano.

No obstante, son honestos. Evaluar la frecuencia con la que ha hecho ejercicio en el pasado le prepara para el futuro. Piense en la última vez que hizo ejercicio. No importa si la última vez fue hace un mes, un año o varios años. Es esencial comprender el punto de partida. La honestidad facilita el establecimiento de hitos y objetivos. Dado que las personas que han entrado en los 60 años y pierden más flexibilidad, debe darse un equilibrio entre el desafío a los músculos y la realidad. Los estiramientos deben desafiar a los músculos, pero sin lesionarlos. Por lo tanto, considere la posibilidad de realizar una prueba rápida de flexibilidad.

- Párese derecho con los pies juntos.

- Flexione ligeramente las rodillas.

- Asegúrese de que las rodillas y las caderas pueden soportar el peso.

- A continuación, levante los brazos por encima de la cabeza.

- Alcance el techo o el cielo con la punta de los dedos.

- Mantenga los brazos junto a las orejas y estírelos hacia arriba.

Evalúe cómo se siente todo su cuerpo. Si hay dolor, tome nota mental de ello. Si esta posición le provoca un ligero sudor o punzadas de incomodidad, téngalas también en cuenta. No fuerce el cuerpo a alcanzar posiciones que le provoquen un esfuerzo. Alcanzar la cabeza es un estiramiento ligero; en este momento, es solo una prueba de flexibilidad.

Si estirar la mano hacia el cielo no le ha provocado muchas molestias, pase al siguiente paso.

Mantenga los brazos por encima de la cabeza a la altura de las orejas y comience a girar hacia delante desde la cintura. El objetivo es tocar los dedos de los pies. Continúe abatiéndose desde la cintura con los brazos a la altura de las orejas.

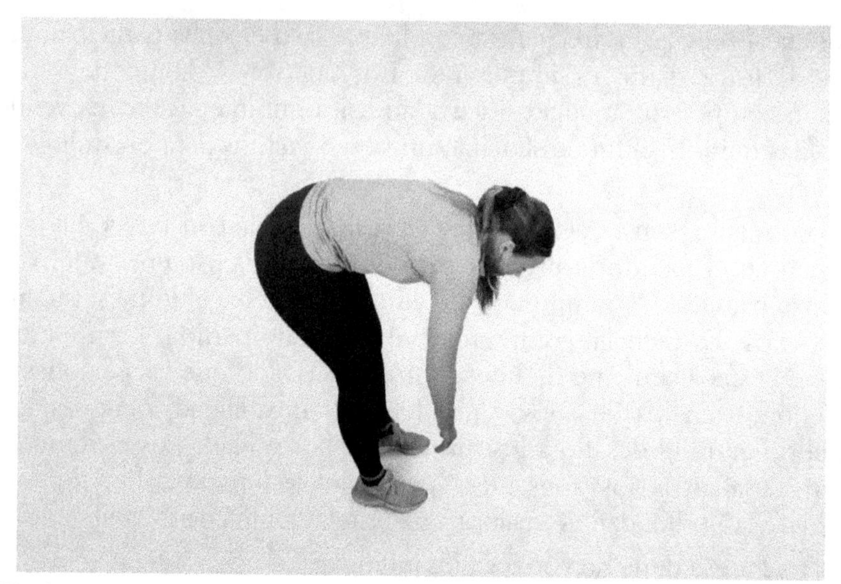

Evalúe si es posible sin forzarlo. Recuerde que no se trata de una competición. La capacidad de tocarse los dedos de los pies establece la capacidad del cuerpo para flexionarse y estirarse. Si tocarse los dedos de los pies es imposible hoy, podría ser posible en un mes después de completar los estiramientos y ejercicios descritos en este libro. Puede que tarde seis meses o un año en lograr esta hazaña. La cuestión es intentarlo, completar las actividades con constancia y seguir perseverando. En el proceso, las extremidades se relajarán, los músculos se fortalecerán y el equilibrio mejorará.

Dependiendo de los resultados de esta pequeña prueba, cada lector tendrá un punto de partida diferente. Todo movimiento físico es beneficioso una vez que los individuos alcanzan sus años dorados. Algunos individuos entran en la edad de jubilación con la capacidad de levantar pesas, correr 5 km y participar en clases de yoga y pilates, ya sea por herencia genética o porque han estado haciendo una actividad física diaria toda la vida. Otros entrarán en esta edad rondando la pérdida media de flexibilidad.

Este libro tiene en cuenta que algunas personas mayores entran en este periodo con limitaciones causadas por lesiones o enfermedades que no estaban bajo su control.

Este libro también abordará cómo ejecutar los estiramientos y ejercicios para aquellos que experimentan dolores o enfermedades crónicas o que no se han estirado ni ejercitado durante un periodo prolongado.

Recuerde que el primer paso antes de realizar cualquier ejercicio es estirar.

Antes de comenzar un ejercicio, ¡lea este capítulo!

Habrá días en los que se despierte y se sienta listo para conquistar el día. Luego, habrá días en los que el cuerpo no coopere. Un estiramiento o ejercicio ejecutado impecablemente ayer no se produce hoy. Eso es normal. Espere experimentar fluctuaciones en las capacidades del cuerpo y trabaje a través de ellas sin forzar el movimiento. No obstante, estire siempre antes de completar cualquier ejercicio descrito en este libro. Aunque las prácticas sentadas del capítulo 4 parezcan fáciles caliente el cuerpo antes de comenzar de todos modos. Lo mismo ocurre con los ejercicios de pie que se tratan en el capítulo 5.

Para enfatizar la importancia de los estiramientos, este libro abordará los peligros potenciales de saltarse los estiramientos antes de hacer ejercicio.

El cuerpo es como una goma elástica compuesta de varias fibras. Algunas gomas elásticas nuevas requieren un estiramiento antes de su primer uso, para que no se rompan inmediatamente. Ese es el mismo peligro que corren las personas que hacen ejercicio sin estirar antes, especialmente las personas mayores. Puede que no se rompan un músculo, un ligamento o una articulación, pero pueden dar un tirón muscular que provoque una lesión grave. En el mundo del deporte profesional, las lesiones de isquiotibiales son cada vez más frecuentes. Estas lesiones parecen ser el resultado de un uso excesivo de los isquiotibiales y de un estiramiento insuficiente. Cuando lesiones como éstas se vuelven comunes entre los atletas profesionales, *es una advertencia para el resto del público.* Aprender de las lesiones de los atletas profesionales es beneficioso para todos los demás.

Los estiramientos ayudan a los músculos a *relajarse y alargarse.* Hacer ejercicio sin estirarlos puede hacer que se acorten y se vuelvan más tensos. Los músculos tensos y cortos conducen a la pérdida de flexibilidad y amplitud de movimiento. Y lo que es más importante, calentar los músculos antes de la actividad física evita lesiones graves, calambres, esguinces y espasmos.

Estiramientos para relajar músculos y articulaciones tensas

La prueba del tacto con los dedos de los pies es una excelente forma de conocer su nivel actual de flexibilidad. Indica la tensión actual de los músculos y si existen o no dolores y molestias. Entonces, los estiramientos y ejercicios descritos en este libro cobran más sentido. Puede crear objetivos y tomar medidas para alcanzarlos. Además, puede completar los estiramientos y ejercicios conociendo sus límites y reducir el riesgo de lesiones.

Comencemos por ver una serie de estiramientos con instrucciones para completarlos.

Gama de diferentes estiramientos

Existen varios tipos de estiramientos; en general, los ámbitos del fitness y la medicina los dividen en dos categorías:

- Dinámicos
- Estáticos

A continuación, la industria del fitness y los profesionales de la fisioterapia dividen los estiramientos dinámicos y estáticos en subcategorías adicionales, como:

- Balísticos
- Pasivos
- Activos
- Facilitación neuromuscular propioceptiva

En este libro, el enfoque seguirá siendo sencillo. Este libro describirá los estiramientos dinámicos y estáticos para las personas mayores que buscan mejorar su equilibrio. Además, proporcionaremos consejos útiles a lo largo del libro. Comencemos.

Estiramientos estáticos

Cuando comenzó la industria del fitness, los profesionales difundieron información y planes de ejercicios basados en las investigaciones que tenían en ese momento. La industria utilizaba los estiramientos estáticos para ayudar a las personas a relajar los músculos tensos.

Los estiramientos estáticos consisten en adoptar una posición y mantenerla entre 30 y 60 segundos. El individuo sentirá cómo se expande el músculo objetivo. Después, cambian al lado opuesto y mantienen la posición durante otros 30 a 60 segundos. Dependiendo del régimen de ejercicios prescrito, el instructor puede pedir al paciente o al individuo que mantenga el estiramiento durante más tiempo.

Por ejemplo, un estiramiento estático habitual es el estiramiento de los isquiotibiales de pie.

Comience con los dos pies juntos.

Dé un paso con el pie izquierdo o el derecho.

A continuación, doble la rodilla de la pierna de atrás.

Si da un paso adelante con el pie derecho, doble la rodilla izquierda.

Mantenga la pierna derecha estirada y el pie derecho apoyado en el suelo.

Profundice en el estiramiento articulando ligeramente la cadera y manteniendo la espalda recta.

Las manos pueden apoyarse en las caderas para mantener el equilibrio.

Mantenga la posición de 30 a 60 segundos.

Este estiramiento alarga el músculo isquiotibial derecho y a lo largo de la pierna. Si el estiramiento le causa molestias, manténgalo durante 30 segundos. De lo contrario, manténgalo durante 60 segundos.

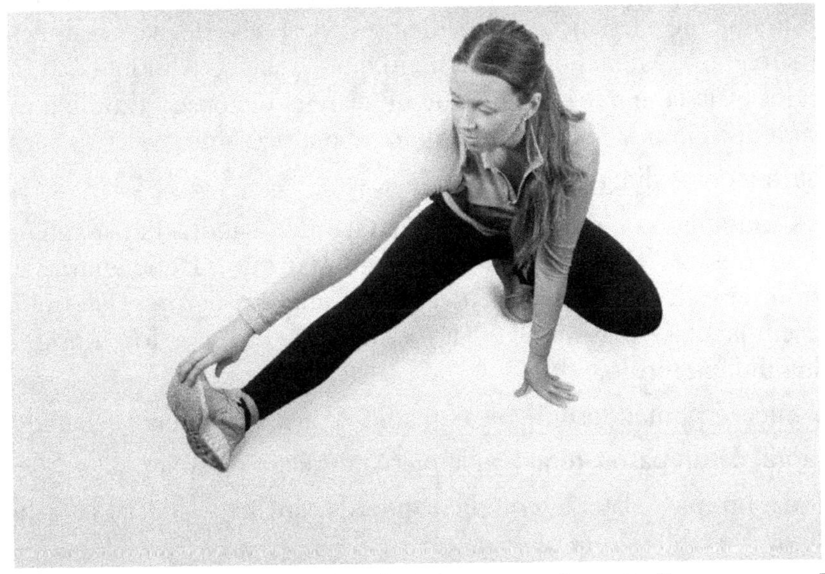

Los que puedan soportar el estiramiento pueden añadir otra capa. Para un estiramiento adicional, lleve la mano derecha hacia el dedo del pie derecho. Esto puede añadir una capa extra de estiramiento. Sin embargo, los que aún puedan desafiarse a sí mismos tocarán el dedo del pie derecho y tirarán de él hacia arriba. Mantenga esta posición de 30 a 60 segundos.

Para completar este estiramiento, suelte el dedo del pie derecho y coloque el pie derecho apoyado en el suelo. Despliegue las caderas y levántese de modo que tanto la pierna derecha como la izquierda alcancen una posición recta.

Dé un paso atrás con el pie derecho para que se junte con el izquierdo.

Ahora, dé un paso adelante con el pie izquierdo y doble la rodilla derecha. Empiece a flexionar las caderas para aumentar la sensación de estiramiento.

Dependiendo de su flexibilidad, extienda la mano izquierda hacia el dedo del pie izquierdo.

Si es suficiente, mantenga la posición de 30 a 60 segundos. Los que puedan profundizar más en el estiramiento pueden tocar el dedo del pie izquierdo y tirar ligeramente de él hacia arriba. Después de mantenerla de 30 a 60 segundos, suelte el dedo del pie izquierdo y comience a volver a la posición erguida. Enderece ambas piernas y dé un paso atrás con el pie izquierdo para que se junte con el derecho.

Los profesionales de la industria del fitness se han dado cuenta de que los estiramientos estáticos son mejores después de las sesiones de entrenamiento. Mantener un estiramiento estático durante 30 a 60 segundos evita la tirantez después de un ejercicio intenso. También puede ayudar a disminuir la sensación de dolor al día siguiente.

Estiramientos dinámicos

Los estiramientos dinámicos requieren que el individuo mantenga la posición durante 2 o 3 segundos como máximo. Debe entrar en la posición de estiramiento y salir de ella durante un tiempo determinado. Por ejemplo, las zancadas laterales estiran las caderas, los muslos y la espalda. Intentémoslo.

Comience poniéndose de pie con ambos pies ligeramente separados.

Ahora, dé un paso lateral con la pierna derecha o izquierda.

Si da un paso lateral con la izquierda, inclínese hacia la zancada doblando la rodilla izquierda.

Mantenga la pierna derecha estirada.

Mantenga la rodilla doblada y la zancada durante dos o tres segundos.

Después, vuelva a la posición de pie. Sin embargo, las piernas se colocan en forma de V en lugar de una al lado de la otra.

Esta posición le permite dar otra zancada y mantenerla durante 2 o 3 segundos más. En las clases de fitness, los participantes repiten la zancada en el mismo lado 8 veces o durante un tiempo determinado, por ejemplo en incrementos de 45 segundos. Cuando completan la serie en un lado, cambian al otro.

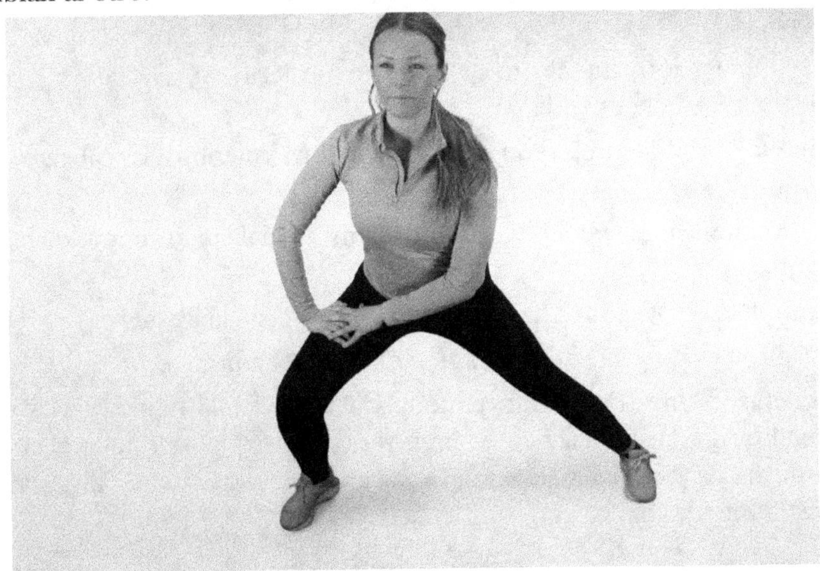

Desde la postura en V, doble la rodilla izquierda y mantenga la posición durante 2 o 3 segundos.

A continuación, manténgase erguido.

Seguido, flexione la rodilla izquierda 7 veces más o una serie de 45 segundos.

Las zancadas laterales son versátiles. Aunque en este libro se enumeran como estiramientos dinámicos, los preparadores físicos suelen utilizarlos como estiramientos estáticos después del entrenamiento.

Los estiramientos dinámicos se han convertido en el tipo que los instructores de fitness y los fisioterapeutas utilizan para ayudar a sus pacientes a calentar el cuerpo antes del ejercicio.

Rutina de estiramientos de todo el cuerpo para las personas mayores que buscan mejorar su equilibrio.

1. Giro de cabeza

Estiramiento dinámico sentado o de pie

Desde una posición erguida, gire la cabeza en una dirección completa y lentamente. Después, en la otra dirección.

Empiece mirando hacia abajo e intente tocar la barbilla con la mejilla.

A continuación, gire la cabeza hacia la izquierda o la derecha.

Mientras la cabeza rueda lentamente, intente tocar la oreja con el hombro.

A continuación, intente tocar la parte posterior de la cabeza con la parte superior de la espalda.

Intente tocar la oreja con el otro hombro mientras la cabeza sigue rodando.

A continuación, vuelva a la posición inicial para completar una rotación.

Complete 8 rotaciones hacia la derecha y 8 hacia la izquierda.

Respire hondo y suéltelo lentamente durante cada giro.

Beneficio: Un estiramiento para ayudar a aliviar la rigidez en la zona del cuello. Al relajar la rigidez, es menos probable que se lesione el cuello. Si se despierta y siente rigidez en la zona del cuello, intente aliviarla con este estiramiento.

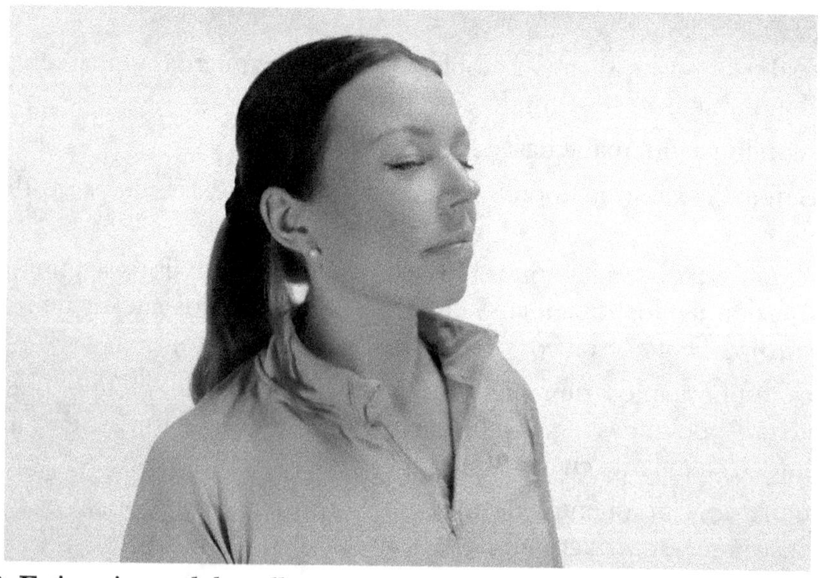

2. Estiramiento del cuello

Estiramiento estático sentado o de pie

Desde una posición erguida, estire el cuello en una dirección completamente. Después, en la otra dirección.

Comience mirando hacia delante.

Extienda el brazo derecho hacia arriba.

A continuación, coloque la mano derecha en la parte superior de la cabeza.

Utilice la mano derecha para ayudar a inclinar la cabeza hacia la oreja derecha y hacia el hombro derecho.

Tras alcanzar una posición cómoda que estire el cuello del lado izquierdo, manténgala durante 15 a 30 segundos.

Inhale profundamente varias veces y suéltelas lentamente mientras mantiene la posición.

A continuación, suelte la mano y vuelva a colocar la cabeza en posición vertical. A continuación, repita los mismos pasos en el lado izquierdo.

Quienes deseen un estiramiento adicional pueden repetir la secuencia 2 o 3 veces más. El estiramiento debe provocar una sensación de relajación.

Beneficio: Un estiramiento concentrado para ayudar a aliviar la rigidez en la zona del cuello. Al relajar la rigidez y la tensión, es menos probable que se lesione. Si se despierta con rigidez en el cuello, intente aliviarla con este estiramiento.

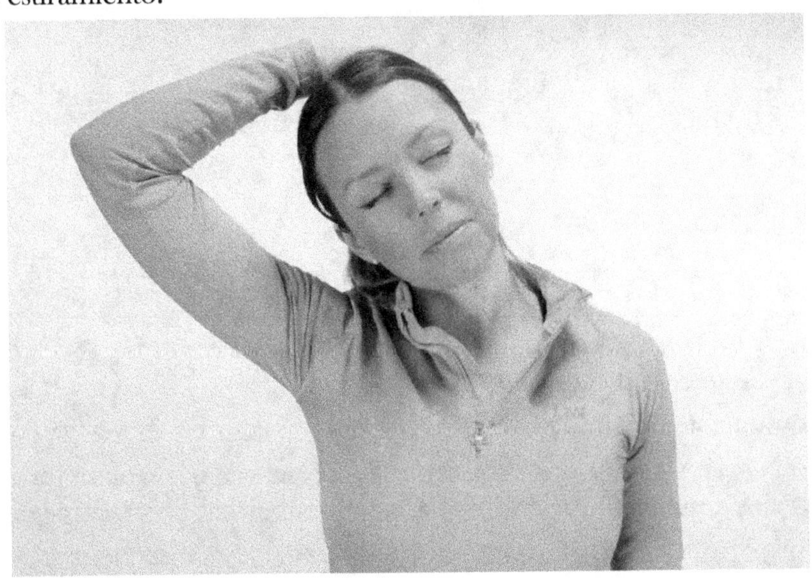

3. Giro de hombros

Estiramiento dinámico sentado o de pie

Para seguir relajando la parte superior del cuerpo, los giros de hombros estiran la zona. El estiramiento también ayuda a liberar la tensión que se encuentra almacenada en la parte superior del cuerpo.

Párese en posición erguida y mantenga ambos brazos a los lados.

Apunte los dedos hacia abajo y evite crear tensión en ellos y a lo largo de los brazos.

Asegúrese de que hay espacio entre el cuello y los hombros.

Ahora, levante los hombros y ruédelos hacia delante.

Gire los hombros hacia delante 8 veces.

A continuación, ruede los hombros hacia atrás 8 veces.

Beneficio: La mayoría de los ejercicios requieren que mantenga los hombros hacia abajo en lugar de elevarlos hacia las orejas. Este ejercicio le ayuda a aliviar la tensión en la zona. También le permite sentir los hombros en varias posiciones.

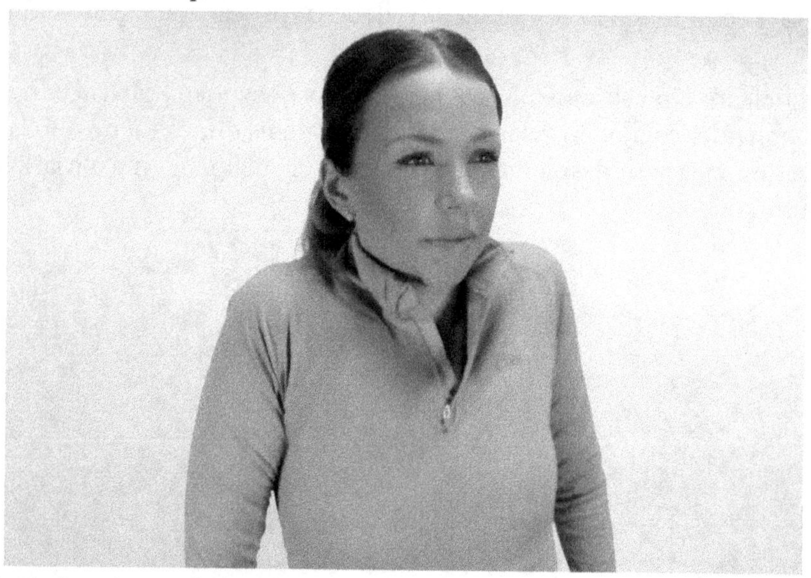

4. Estiramiento de la caja torácica

Estiramiento dinámico sentado o de pie

Tómese un momento para sentir la presencia de la caja torácica. Estirar los músculos que rodean la caja torácica los libera y mejora la respiración.

Párese en posición erguida y coloque las manos en las caderas.

Empuje la caja torácica hacia delante sin empujar también hacia delante otras partes del cuerpo.

El estiramiento de la caja torácica es un estiramiento de aislamiento. Por lo tanto, concéntrese en empujar la caja torácica hacia delante únicamente. A continuación, comience a girarla hacia la derecha, torciendo la cadera, la espalda y la cadera opuesta. Luego vuelva a la posición inicial, completando una rotación.

Repita la rotación 8 veces hacia la derecha y 8 veces hacia la izquierda.

Respire hondo al principio de la rotación y suéltelo lentamente.

Beneficio: Estirar la caja torácica estira también los músculos circundantes.

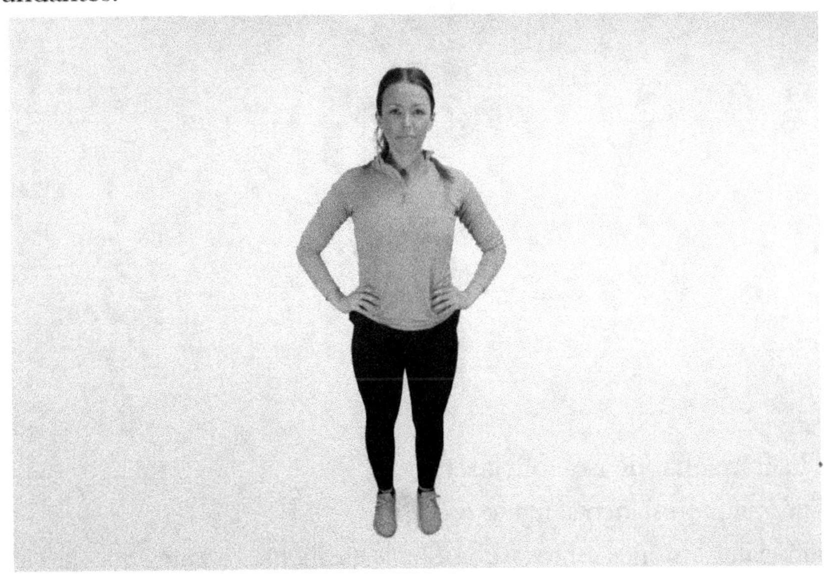

5. Estiramiento de cadera

Estiramiento dinámico de pie

La cadera se tensa con el tiempo, aún más en el caso de quienes permanecen sentados durante intervalos prolongados. Relájela con este estiramiento.

Desde una posición de pie, coloque los pies separados a la anchura de las caderas.

Flexione ligeramente las rodillas.

Desplace el peso de las caderas hacia la derecha con un movimiento de balanceo.

A continuación, desplace el peso del cuerpo en las caderas hacia la izquierda.

Una vez que encuentre su ritmo, desplace el peso del cuerpo de derecha a izquierda a un ritmo agradable. Desplace el peso del cuerpo hacia la derecha 8 veces y 8 veces hacia la izquierda.

Tome aire y suéltelo con cada movimiento de cadera.

Beneficio: Mantener las caderas sueltas favorece la circulación de la sangre y el oxígeno. Unas caderas sanas también hacen que caminar, trotar y correr sea más agradable.

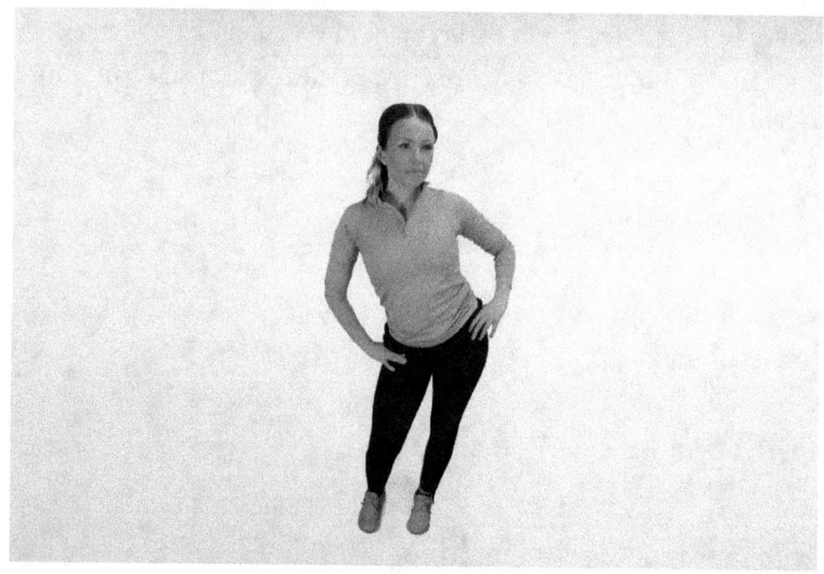

6. Estiramiento de isquiotibiales

Estiramiento estático sentado o de pie

Para evitar lesiones en los isquiotibiales, caliéntelos antes del ejercicio.

Desde una posición erguida, dé un paso adelante con el pie derecho.

Flexione ligeramente la rodilla izquierda hasta alcanzar una posición cómoda y desafiante.

Sienta el estiramiento en el isquiotibial derecho y a lo largo de la pierna derecha.

Mantenga la posición durante 30 a 60 segundos.

Si es posible, inclínese hacia el estiramiento con el brazo, las caderas y la espalda, articulando las caderas y estirando el brazo hacia delante.

A continuación, vuelva a la posición inicial.

Ahora, dé un paso adelante con la pierna izquierda y doble la rodilla derecha.

Sentirá el estiramiento en el isquiotibial izquierdo y a lo largo de la pierna izquierda.

Beneficio: La parte inferior sostiene el peso del cuerpo. Por lo tanto, es más propensa a las lesiones que la mitad superior. Unos isquiotibiales sanos y sueltos facilitan el caminar y estar de pie.

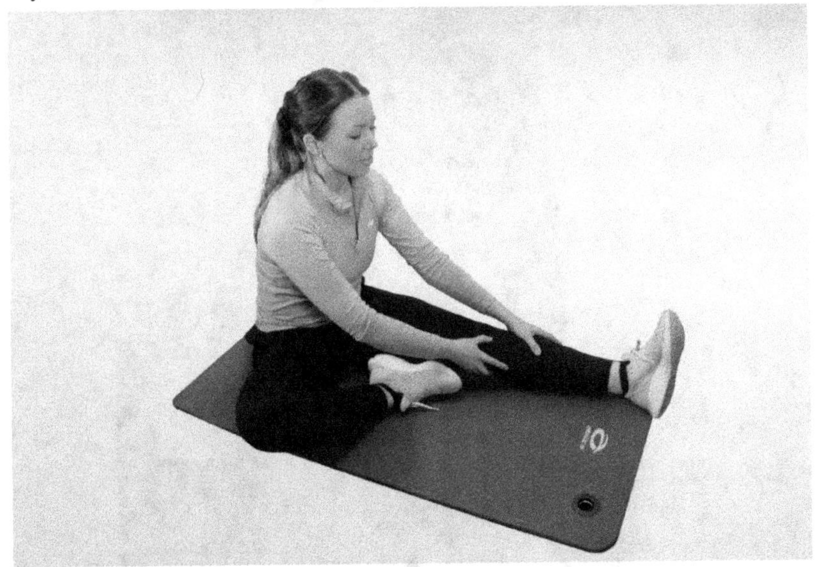

Mujer haciendo estiramiento de isquiotibiales

7. Estiramiento de la pantorrilla

Estiramiento estático sentado o de pie

Los músculos de la pantorrilla realizan funciones esenciales durante el ejercicio, por lo que es importante mantenerlos relajados.

Comience en posición erguida y dé un paso adelante con el pie derecho.

Flexione la rodilla derecha hacia delante de modo que la rodilla se alinee con la punta del pie.

No pase la punta del pie con la rodilla.

La pierna izquierda permanece recta con una ligera flexión en la rodilla.

Para mantener el equilibrio, coloque las manos en las caderas.

Debe sentir el estiramiento *solo en la zona de la pantorrilla.*

Mantenga la posición durante 30 a 60 segundos.

Después, vuelva a la posición inicial.

Dé un paso con el pie izquierdo y repita el proceso.

Beneficio: Las pantorrillas tensas son propensas a dolores y lesiones. Al estirarlas, previene la tirantez muscular.

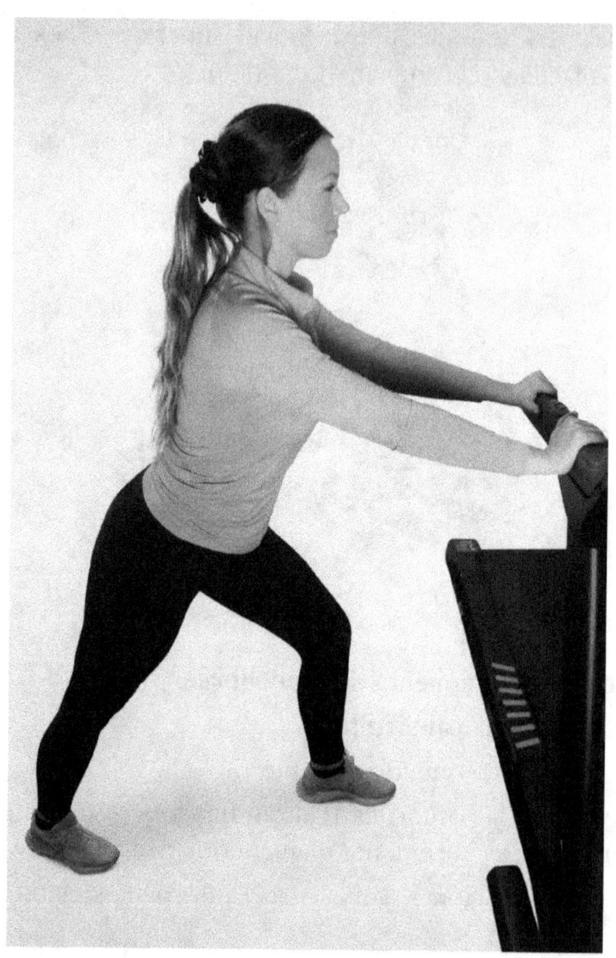

8. Estiramiento del tobillo

Estiramiento dinámico sentado o de pie

Unos tobillos sanos ayudan a prevenir caídas y esguinces completos. Mantenerlos sanos comienza con el estiramiento.

Comience en posición erguida y levante el pie derecho del suelo.

Los que estén de pie tendrán la oportunidad de poner a prueba su equilibrio.

Con el pie despegado del suelo, haga 8 círculos desde el tobillo hacia la derecha.

Después, hacia la izquierda.

Cuando haya terminado, coloque el pie derecho en el suelo y levante el izquierdo.

Manténgase en equilibrio durante 1 o 2 segundos.

A continuación, haga 8 círculos desde el tobillo hacia la derecha 8 veces.

Después, 8 círculos hacia la izquierda.

Cuando haya terminado, vuelva a la posición inicial.

Si prefiere sentarse, busque una silla robusta que no tenga reposabrazos.

Siéntese.

Desplácese hacia delante en la silla de modo que su espalda no toque el respaldo.

Coloque las manos a los lados de la silla para apoyarse.

Levante el pie derecho del suelo y mantenga el izquierdo plantado en el suelo.

Haga 8 círculos desde el tobillo hacia la derecha 8 veces.

A continuación, haga 8 círculos hacia la izquierda.

Cuando haya terminado, vuelva a la posición inicial.

Ahora, levante el pie izquierdo del suelo y mantenga el pie derecho plantado en el suelo.

Haga 8 círculos desde el tobillo hacia la derecha.

A continuación, haga 8 círculos hacia la izquierda.

Cuando haya terminado, vuelva a la posición inicial.

Beneficio: Las caídas y los tropezones suelen provocar torceduras de tobillo. Para fortalecerlos y mantenerlos sanos, recuerde estirarlos.

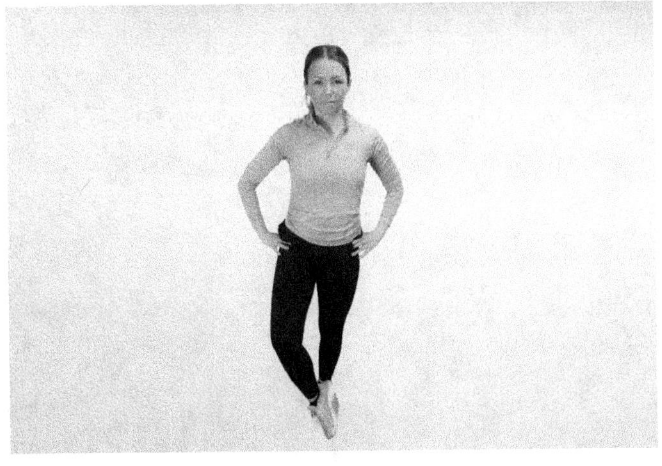

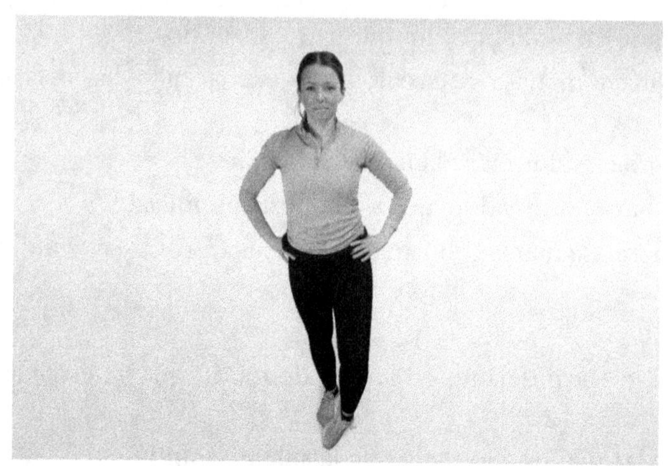

Los estiramientos inician el viaje hacia un mejor equilibrio para las personas mayores

El viaje hacia un mejor equilibrio comienza con los estiramientos. Los ejercicios de estiramiento descritos en este capítulo calentarán los músculos, las articulaciones y el cuerpo para los ejercicios que siguen en los capítulos siguientes. Algunos ejercicios de estiramiento ponen a prueba el equilibrio. Por lo tanto, es una buena manera de poner a prueba el cuerpo desde el principio y establecer el tono para los ejercicios siguientes. En los días malos, la concentración se vuelve más crítica. En los días buenos, considere la posibilidad de desafiar al cuerpo.

Exploremos los ejercicios del núcleo.

Capítulo 3: El núcleo es la clave

Este capítulo hace hincapié en la importancia de construir y mantener un núcleo fuerte en el camino hacia la consecución y el mantenimiento de un mejor equilibrio. Recuerde que las personas mayores se enfrentan a varios riesgos, y las caídas son el más importante. Todo el mundo tropieza en algún momento. La diferencia es que algunas personas tropiezan y se agarran; otras tropiezan y se caen. Las personas con un núcleo sano tienen menos probabilidades de caerse del todo. Los tropiezos que no se convierten en caídas son benignos. Si empiezan a ocurrir con más frecuencia y constancia, preste atención y tome medidas. Un núcleo fuerte también fortalece las caderas y la zona lumbar y conduce a un núcleo fuerte.

Por ello, este libro mostrará 7 ejercicios para el núcleo, paso a paso. A continuación, este libro le ofrecerá tres rutinas de ejercicios centrados en el núcleo.

Relación entre un núcleo fuerte y el equilibrio

Las personas mayores con una masa muscular sana sufren menos lesiones, incluso si se caen. Los músculos rodean y protegen los huesos y absorben el impacto. No obstante, las caídas siguen siendo peligrosas para las personas mayores de 65 años. Por lo tanto, es prudente esforzarse en fortalecer el núcleo para ayudar a prevenir las caídas.

Existe una estrecha relación entre un núcleo sano y el equilibrio. Ilustremos este punto.

Las personas mayores pueden realizar la mayoría de los estiramientos del capítulo 2 en posición sentada. La posición sentada proporciona a los individuos más estabilidad. Sin embargo, ¿qué ocurre si esos estiramientos se intentan en cambio en posición vertical?

Por ejemplo, intente el estiramiento de tobillos en posición de pie en lugar de sentado. Incluso los adultos jóvenes tienen problemas para mantener el equilibrio durante ese estiramiento. Los problemas para mantenerse de pie sobre un pie suponen un reto y una señal de alarma. Señala que es hora de mejorarlo y establece un objetivo productivo.

Comencemos a hacerlo.

¿Qué es el núcleo?

Encontrará el núcleo entre el diafragma y el suelo pélvico. Está situado en los músculos abdominales hacia la parte posterior del cuerpo, pegado a la columna vertebral cerca de la pelvis. El núcleo también incluye los músculos oblicuos. Juntos, estos músculos ayudan al núcleo del cuerpo a moverse. El núcleo permite sentarse, incorporarse y permanecer erguido. Es la base que da a los brazos y las piernas la fuerza para moverse, y hay varias formas de fortalecerlo.

Exteriormente, un vientre plano y unos abdominales definidos indican que un individuo tiene un núcleo fuerte. Sin embargo, es más difícil conseguir estos efectos visuales con la edad. Por lo tanto, juzgue la salud del núcleo por la capacidad de permanecer erguido, sentarse y caminar sin molestias.

Este libro considera que la salud de algunos de sus lectores se produjo por circunstancias fuera de su control. Por ejemplo, someterse a una intervención quirúrgica afecta al cuerpo, al igual que sufrir un accidente como una colisión de vehículos. A veces, el cuerpo no se recupera a su estado anterior y el incidente deja secuelas de por vida. Los estiramientos y el ejercicio ayudan a las personas a recuperar algo de fuerza, masa muscular y salud. También puede disuadir de las molestias causadas por lesiones graves.

Importancia de los músculos centrales a una edad avanzada

Los músculos centrales de una persona se vuelven más vitales para su salud general a medida que envejece. Dado que el cuerpo empieza a perder masa muscular, fuerza y vitalidad, las personas se vuelven más propensas a las lesiones. El núcleo actúa como el centro del cuerpo, la base de la fuerza y el equilibrio. Al fortalecer el núcleo, el resto del cuerpo también recoge los beneficios.

En el capítulo 1, este libro trata de cómo el equilibrio contribuye al centro de gravedad del individuo. Ahora, este capítulo le ayudará a explicar cómo el centro de gravedad proviene del núcleo del cuerpo.

Las personas con núcleos débiles pueden esperar perder el control sobre los movimientos y, con el tiempo, perder calidad de vida. Si caminar le da miedo, es menos probable que camine a diario. Recuerde que caminar sigue siendo una excelente actividad cardiovascular de bajo impacto que aporta varios beneficios. Si no la practica y no fortalece su núcleo, el acto de caminar se vuelve doloroso y peligroso. Además, las personas con un núcleo débil sufren dolores de espalda, malas posturas y dificultades para ponerse de pie y sentarse. A su vez, estas experiencias provocan efectos dominó adversos adicionales. Por ejemplo, el dolor de espalda puede volverse crónico y disminuir aún más la calidad de vida del individuo. Además, una mala postura puede ser el inicio de las molestias articulares.

Le animamos a que ponga a prueba su flexibilidad y resistencia en casa mediante los sencillos estiramientos descritos en el capítulo 2. También debería consultar a su médico de cabecera. Para progresar, no es necesario sobreesforzar el cuerpo; es esencial utilizarlo a diario.

La inactividad es la forma más rápida de deteriorar el núcleo.

Ejercicios para el núcleo paso a paso

En las décadas de 1980 y 1990, los abdominales y las sentadillas se convirtieron en la mejor forma de ejercitar el núcleo. Luego, las cosas evolucionaron en la década de 2000; el campo de la fisioterapia creció y la industria del fitness continuó su expansión. Además, estos profesionales incorporaron la ciencia y los datos a sus prácticas. Encontraron diferentes maneras de fortalecer el cuerpo, incluido el núcleo. Las flexiones, las zancadas y las sentadillas siguen siendo ejercicios fundamentales que fortalecen el cuerpo, y este libro ayudará a los lectores a trabajar para conseguirlo. Mientras tanto, comencemos con los ejercicios modernos de fortalecimiento del núcleo para las personas mayores. ¿Está preparado para volar como Superman?

El objetivo de estos ejercicios es *ayudar a las personas mayores a ayudarse a sí mismas*. Exploraremos 7 ejercicios para el núcleo, del más fácil al más difícil.

1. Dificultad Superman: Fácil

Para este ejercicio de núcleo, coloque una esterilla de yoga o una toalla en el suelo.

Acuéstese en ella boca abajo y mire al suelo para mantener el cuello nivelado con la columna vertebral.

Coloque las manos a ambos lados de los hombros con las palmas hacia abajo y flexione los pies.

Luego, apunte los dedos de los pies y plántelos en el suelo.

Tome aire y levante el pecho y las manos ligeramente del suelo, manteniendo las manos a la altura del pecho.

En la elevación, evite curvar la columna y contraer los músculos abdominales.

Mantenga la posición durante 5 a 10 segundos y espire antes de volver a la posición inicial.

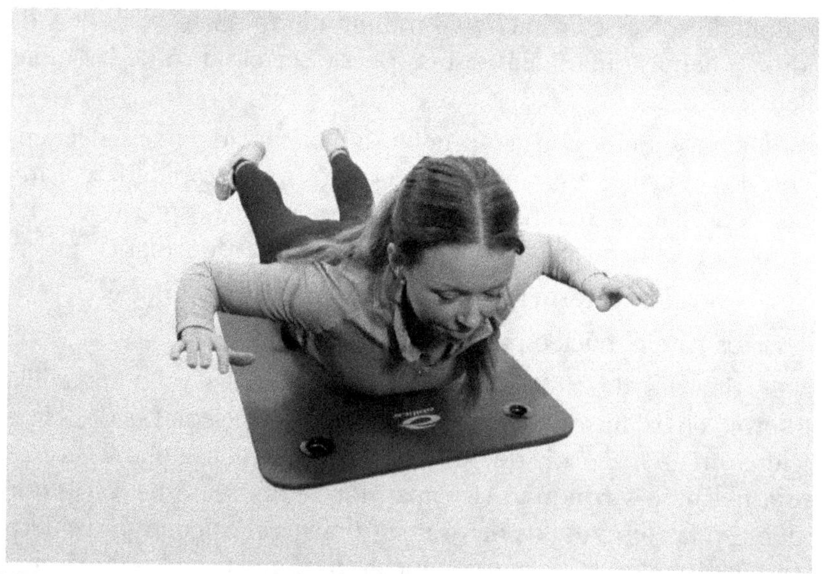

Objetivo: Esta postura supone un reto para la parte superior e inferior de la espalda.

Beneficio: El movimiento Superman es una postura de equilibrio de todo el cuerpo en el suelo. Trabajará los brazos, los hombros y la espalda.

2. Flexiones laterales Dificultad: Fácil

Comience de pie con los pies separados a la anchura de las caderas.

Coloque los brazos a ambos lados sin tensión.

A continuación, levante el brazo derecho y estírelo hacia el techo.

A continuación, doble el codo por encima de la cabeza, inclínese hacia la derecha con el brazo y respire.

Sienta el estiramiento en el oblicuo derecho y contraiga los músculos abdominales.

Mantenga la posición durante 5 a 10 segundos.

Exhale y vuelva a la posición inicial.

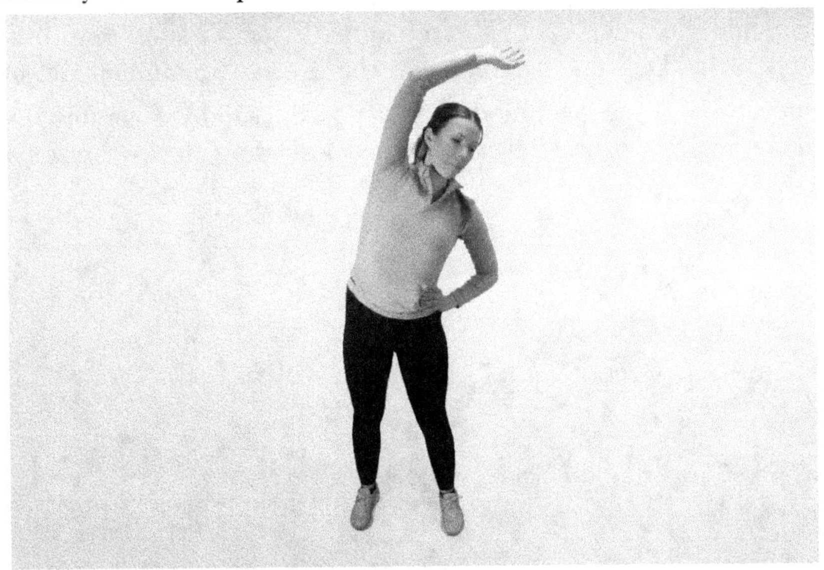

Repita los mismos pasos en el lado izquierdo.

Objetivo: Las flexiones laterales comprometen los abdominales, las caderas y los músculos de los muslos. Es un ejercicio sencillo que alarga el núcleo y los costados.

Beneficio: Las flexiones laterales fortalecen y estiran los músculos del núcleo.

3. Bichos muertos (dead bugs) Dificultad: Media

Acuéstese sobre una esterilla de yoga o una toalla, boca arriba. Relaje todas las extremidades.

A continuación, levante ambos brazos y apunte con los dedos hacia el techo.

A continuación, doble ambas rodillas hacia el pecho y colóquelas en un ángulo de 90 grados con respecto al suelo. Evite la tentación de doblar la espalda.

Asegúrese de que toca completamente el suelo.

Tome aire y deje caer el brazo derecho junto a la cabeza mientras extiende la pierna izquierda con la rodilla ligeramente doblada y el pie flexionado.

Lo ideal es que la pierna estirada se eleve ligeramente del suelo.

Lleve el brazo derecho hacia atrás y la pierna izquierda a la posición inicial.

A continuación, deje caer el brazo izquierdo junto a la cabeza y estire la pierna derecha. Deje que la pierna derecha se eleve ligeramente del suelo.

Una vez que se sienta cómodo con la coordinación y el cambio de esta postura, omita las pausas al cambiar las posiciones de los brazos y las piernas.

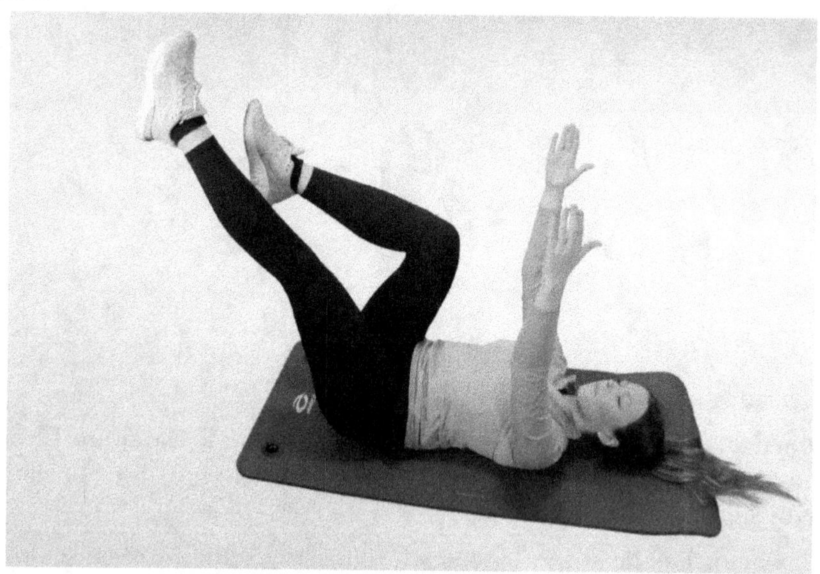

Objetivo: Núcleo, columna vertebral y músculos de la espalda.

Ventaja: Como se acostará en el suelo y sobre la espalda, es una forma apoyada de trabajar el núcleo y la espalda.

4. Elevaciones de piernas Dificultad: Media

Acuéstese sobre una esterilla de yoga o una toalla, boca arriba.

Asegúrese de que la columna vertebral y los omóplatos tocan continuamente el suelo durante el ejercicio. Para mayor comodidad, coloque las manos debajo de la parte baja de la espalda, con las palmas hacia abajo, o manténgalas a los lados. Estire las piernas, doblando ligeramente las rodillas y flexionando los pies.

A continuación, levante las piernas juntas ligeramente del suelo y manténgalas así unos segundos.

A continuación, levante las piernas hasta una altura cómoda y bájelas a la posición inicial del suelo. Evite doblar demasiado las rodillas y levantar demasiado las piernas.

Exhale en la elevación de las piernas e inhale en la bajada.

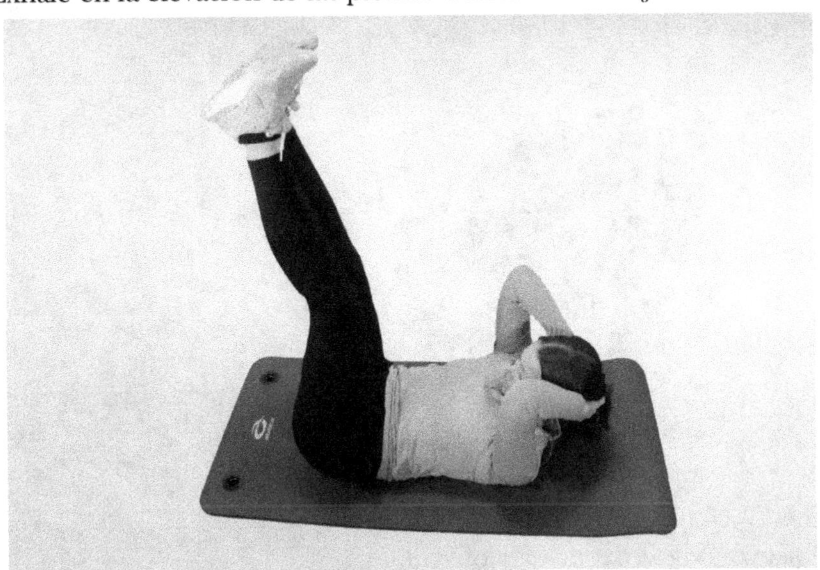

Objetivo: Núcleo, isquiotibiales y glúteos.

Beneficio: Al estar en el suelo, puede trabajar de forma segura el núcleo, los isquiotibiales y la parte trasera.

5. Puente Dificultad: Media

Acuéstese sobre una esterilla de yoga o una toalla, boca arriba.

Coloque las manos a los lados, con las palmas hacia el suelo.

Doble las rodillas y comience a caminar con los pies hacia la espalda.

Mantenga la columna vertebral y los omóplatos en el suelo.

El objetivo es tocar con la parte posterior de los pies su parte trasera.

También debe mantener los pies juntos.

Lo ideal es que se toquen a los lados.

Exhale.

Ahora, levante el trasero y la parte baja de la espalda del suelo y apriete los omóplatos hacia abajo.

Evite ejercer demasiada presión sobre cualquier parte del cuerpo.

Debería sentir el ardor en la espalda y el núcleo.

Mantenga la posición durante 20 o 30 segundos antes de volver a la posición inicial.

En la posición de puente, respire hondo y suéltelo lentamente.

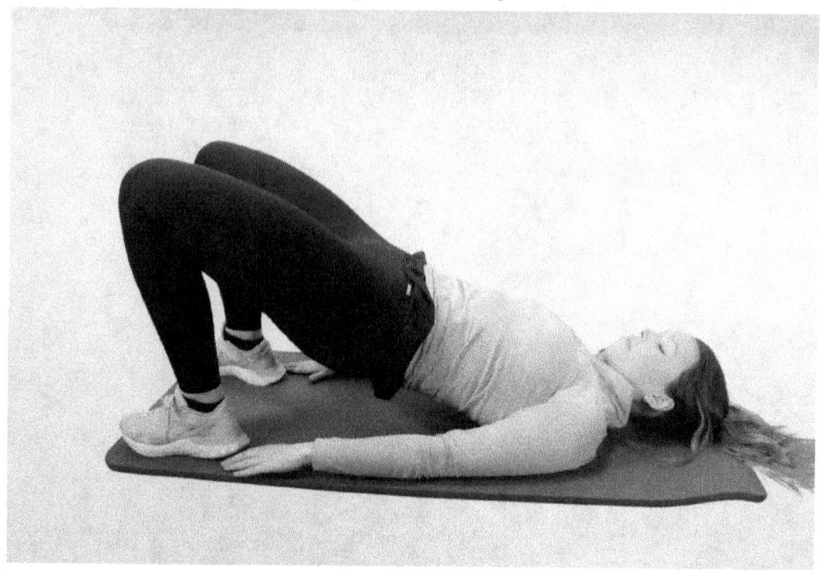

Objetivo: Núcleo, espalda y oblicuos.

Beneficio: El ejercicio del puente es una forma segura de fortalecer el núcleo, la espalda y los oblicuos.

6. Elevación de brazos y piernas opuestos Dificultad: Desafiante

La elevación de brazos y piernas opuestos compromete a los músculos centrales y al cerebro.

Comience colocando las rodillas y las palmas de las manos encima de una esterilla de yoga o una toalla.

A continuación, cree un tablero con la espalda.

Asegúrese de que los hombros se alinean con las manos y las caderas con las rodillas.

La postura es importante: evitará forzar el resto del cuerpo.

Estire el brazo derecho hacia delante y señale con los dedos.

A continuación, estire la pierna izquierda hacia atrás mientras flexiona y señala los dedos de los pies.

Mantenga esta posición durante 10 segundos y vuelva a la posición inicial.

A continuación, estire el brazo izquierdo hacia delante y señale con los dedos mientras estira la pierna derecha detrás de usted y señala con los dedos de los pies.

Exhale en el cambio. Inhale mientras mantiene la posición.

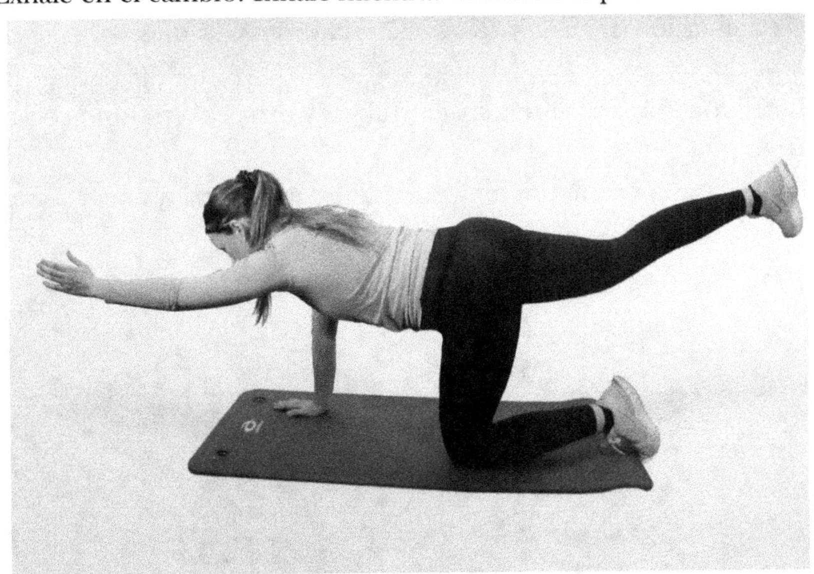

Objetivo: Núcleo, isquiotibiales, hombros y espalda.

Beneficio: Realizar ejercicios que supongan un reto para el cuerpo y el cerebro proporciona beneficios adicionales. Este ejercicio pone a prueba el equilibrio, el núcleo y la coordinación.

7. Planchas Dificultad: Desafiante

Las planchas son uno de los mejores ejercicios abdominales para las personas mayores, con diversas variantes. Mostraremos dos. Comencemos con las planchas para antebrazos.

Para comenzar, párese erguido sobre el borde posterior de una esterilla o toalla de yoga, mirando hacia delante.

Flexione las caderas y agáchese, intentando tocarse los dedos de los pies.

Puede intentar tocarse los dedos de los pies, pero no es el objetivo del ejercicio.

En su lugar, coloque las manos en el suelo, aunque tenga que doblar las rodillas.

A continuación, camine con las manos hacia delante.

Mientras camina con las manos hacia delante, enderece el cuerpo y apoye los dedos de los pies en el suelo. Una vez que haya enderezado el cuerpo, doble y plante los codos y los antebrazos en el suelo. Coloque las manos con las palmas hacia abajo en el suelo.

A continuación, mantenga el cuello recto mirando directamente hacia abajo.

Ahora, contraiga los abdominales. Inhale y exhale a un ritmo constante en la postura.

Mantenga esta postura durante 10 a 20 segundos para poner a prueba su cuerpo.

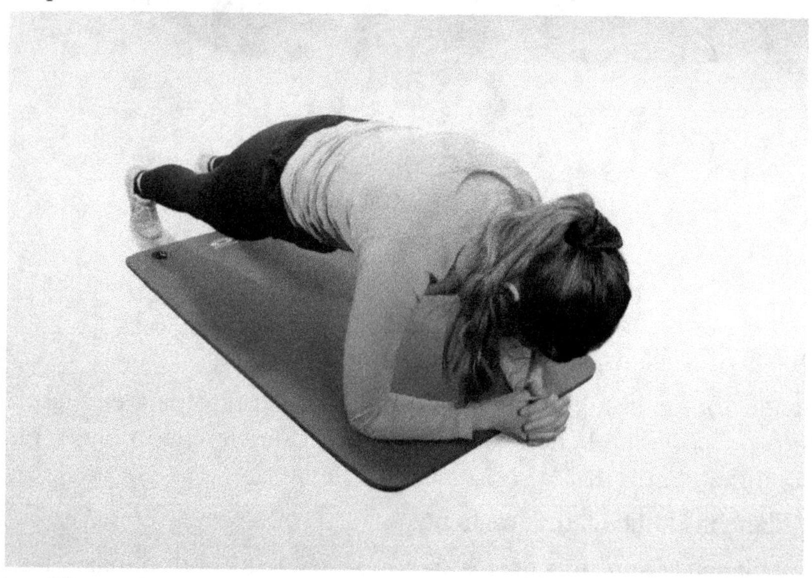

Para liberar la posición, baje hasta el suelo.

Para volver a la posición de plancha con los codos, mueva los brazos por debajo del cuerpo y levante la parte superior con los codos.

A continuación, apoye los dedos de los pies en el suelo y levante la mitad inferior del suelo.

Algunas personas encuentran la posición de plancha con los codos más desafiante que la de plancha con los brazos completos. Ambas trabajarán el núcleo.

Echemos un vistazo a la plancha de brazo completo.

Primero, párese en posición erguida.

Gire las caderas e inclínese hasta tocar el suelo.

Si es necesario, doble ligeramente las rodillas.

Cuando pueda tocar el suelo con las palmas de las manos, llévelas hacia delante y estire el cuerpo.

Alcanzará la posición de plancha con todos los brazos cuando estire completamente el cuerpo.

Mantenga los brazos pegados al cuerpo, incluidos los codos, y alinee los hombros con las manos. Plante los dedos de los pies en el suelo.

Inhale y exhale a un ritmo constante en la postura.

Mantenga esta posición durante 10 a 20 segundos para poner a prueba el cuerpo.

Para salir de la posición de plancha de brazos completa, lleve las manos hacia atrás en dirección a los pies.

Cuando las manos lleguen a los pies, vuelva a girar la parte superior del cuerpo hasta una posición erguida y de pie.

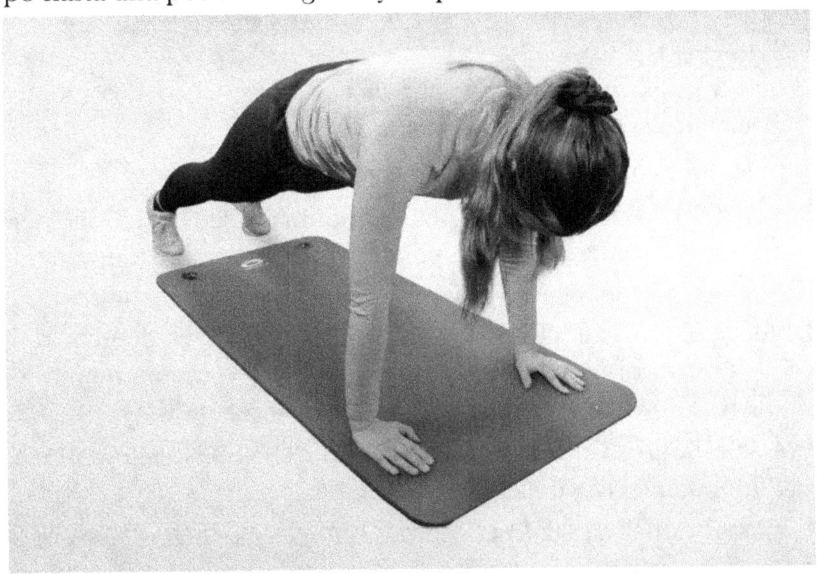

Objetivo: El núcleo y todo el cuerpo.

Beneficio: Las planchas trabajan todo el cuerpo. Ayudan a las personas a empezar a ganar la fuerza de la parte superior del cuerpo necesaria para las flexiones. Al igual que las flexiones, las planchas trabajan el núcleo.

Ahora enseñaremos una rutina de ejercicios para el núcleo utilizando los ejercicios del capítulo 3 y los estiramientos del capítulo 2.

Rutina para el núcleo

Los profesionales médicos creen que las personas mayores se benefician de media hora de actividad física cinco días a la semana, o 150 minutos semanales. Cada una de las rutinas siguientes proporciona de 15 a 20 minutos de actividad física continua. Considere la posibilidad de caminar a diario entre 15 y 30 minutos para completar estos ejercicios.

Para cada una de las tres rutinas básicas siguientes, comience con nuestra rutina de estiramientos completos del capítulo 2 de la siguiente manera:

Complete 8 giros de cabeza hacia la derecha. A continuación, complete 8 giros de cabeza hacia la izquierda.

Mantenga el estiramiento del cuello hacia la derecha durante 20 a 30 segundos. Luego, mantenga el estiramiento del cuello hacia la izquierda durante 20 a 30 segundos.

Complete 8 giros de hombros hacia delante. Luego, complete 8 rollos de hombros hacia atrás.

Realice 8 giros de la caja torácica hacia la derecha. A continuación, realice 8 giros de la caja torácica hacia la izquierda.

Complete 8 estiramientos de cadera alternados

Mantenga el estiramiento de los isquiotibiales de la pierna derecha durante 20 a 30 segundos. A continuación, mantenga el estiramiento de los isquiotibiales de la pierna izquierda durante 20 a 30 segundos.

Mantenga el estiramiento de la pantorrilla de la pierna derecha durante 20 a 30 segundos. A continuación, mantenga el estiramiento de la pantorrilla de la pierna izquierda durante 20 a 30 segundos.

Complete 8 giros de tobillo en el tobillo derecho. Luego, complete 8 giros de tobillo en el tobillo izquierdo.

Ahora que ya ha calentado el cuerpo, vamos a ejercitar el núcleo.

Mientras realiza los ejercicios, preste atención a su respiración. Recuerde que debe evitar forzar otros músculos.

#1 Núcleo fácil

Flexiones laterales

Complete 8 flexiones laterales con el brazo derecho sobre la cabeza.

A continuación, realice 8 flexiones laterales con el brazo izquierdo por encima de la cabeza.

Mantenga cada flexión durante 5 segundos. Luego, suelte.

Superman

Comience con 4 rondas de Superman, en las que solo levanta el pecho del suelo.

Los que deseen un reto adicional pueden levantar el pecho y la parte inferior del cuerpo durante las 4 rondas siguientes. De lo contrario, complete otras 4 elevaciones solo de pecho.

Mantenga cada elevación durante 5 segundos. Luego, suelte.

Puente

Complete 4 puentes. Mantenga la elevación durante 5 segundos. Luego, suelte.

Repita cada ejercicio de 2 a 3 veces más.

#2 Núcleo medio

Superman

Comience con 4 rondas de Superman levantando solo el pecho del suelo.

Después, complete otras 4 elevaciones de todo el cuerpo.

Mantenga cada elevación durante 10 segundos. Luego, suelte.

Bichos muertos

Complete 8 rondas alternas de bichos muertos.

Elevaciones de piernas

Complete 8 elevaciones de piernas.

Repita cada ejercicio de 2 a 3 veces más.

#3 Núcleo desafiante

Puente

Eleve el cuerpo hasta la posición de puente 8 veces. Mantenga cada elevación durante 20 segundos.

Planchas

Colóquese en la posición de plancha de antebrazo o de brazo completo y mantenga la posición durante 20 segundos. Repita 4 veces.

Elevaciones de brazos y piernas opuestas

Complete 4 rondas de elevaciones alternas de brazos y piernas.

Repita los ejercicios de 2 a 3 veces más.

Después de completar cada rutina, relaje el cuerpo con la postura del niño.

Postura del niño

Siéntese con los pies en el suelo y métalos bajo los huesos de la espalda.

Coloque las manos sobre los muslos.

Inspire y comience a girar la espalda sobre los muslos.

Mantenga los huesos de la espalda encima de los pies mientras sigue rodando hacia delante.

Si siente que los huesos de la espalda empiezan a levantarse, deje de rodar hacia delante.

Relájese en el estiramiento.

Aumente el estiramiento estirando los brazos hacia delante.

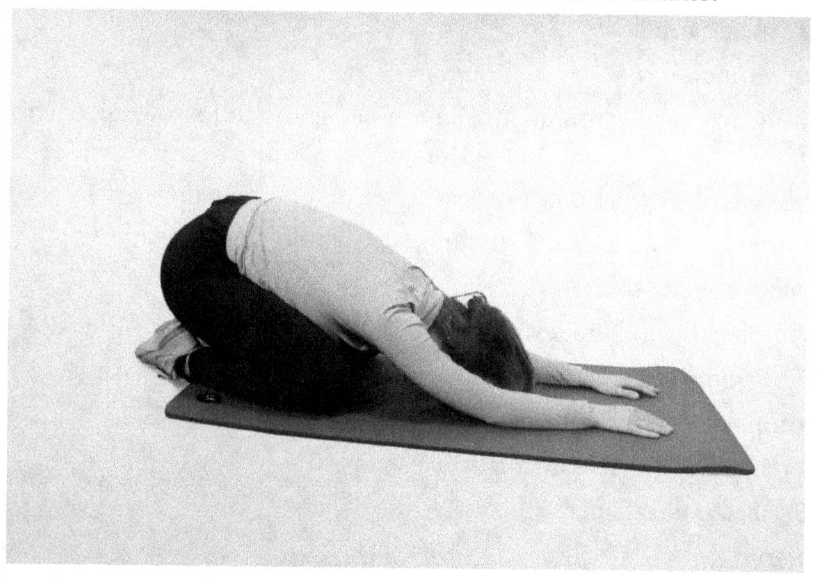

Para los que puedan profundizar en el estiramiento, continúe rodando hacia delante, intentando tocar el suelo con la nariz.

Mueva los brazos hacia los lados, con las palmas mirando hacia el techo.

Apóyelos en el suelo y estírelos hacia el fondo de la habitación.

Relájese en este estiramiento durante varios segundos, de 30 a 45 serán suficientes. Deje que sus músculos, articulaciones y extremidades se relajen por completo.

Importancia de la persistencia

La belleza de los ejercicios y rutinas descritos en este libro es que fortalecen el núcleo y el equilibrio con persistencia. Incluso los atletas profesionales deben mantener su agilidad, flexibilidad y fuerza. Durante la temporada baja, pueden tomarse tiempo libre para disfrutar. Cuando vuelven a sus rutinas, sus cuerpos sentirán los ejercicios durante los primeros días. Por eso acuden a los campos de entrenamiento antes de que comiencen de nuevo sus temporadas.

La primera vez que realice cualquiera de estos ejercicios, puede que se sienta desafiado, ¡no pasa nada! También es posible que sienta molestias 24 horas después de realizar estos estiramientos y movimientos y eso es normal. El dolor remitirá y el cuerpo se lubricará de forma persistente, especialmente las articulaciones.

Importancia de la rutina

El ejercicio rutinario disminuye la cantidad de dolor que se siente después del ejercicio. Además, las rutinas mantienen el cuerpo lubricado. Una lubricación adecuada de las articulaciones hace que se produzcan menos crujidos y chasquidos durante el movimiento diario. La rutina conducirá a unos músculos más sueltos y a una mejor calidad de vida.

Capítulo 4: Ejercicios sentado

En el capítulo 3, nos hemos centrado en los ejercicios abdominales de pie y en el suelo. Sin embargo, la mayoría de los ejercicios tienen alternativas. Por ejemplo, las personas mayores pueden realizar flexiones laterales y elevaciones de piernas sentadas en lugar de estar de pie o en el suelo.

En este capítulo, nos centraremos en los ejercicios sentados para las personas mayores. Los ejercicios sentados ayudan a quienes tienen limitaciones en la amplitud de movimiento. Puede seguir ejercitándose, mantener la fuerza central y mejorar el equilibrio, ya que los ejercicios sentado contribuyen a unos músculos sanos, a la flexibilidad y a un mejor equilibrio. Después, puede trabajar hacia las versiones de pie.

Si pertenece a la categoría avanzada, no se salte este capítulo. También indicaremos algunos ejercicios sentados que le supondrán un reto; solo tiene que añadir pesas.

Los ejercicios de este capítulo también benefician a las personas mayores que han sufrido lesiones o se han sometido recientemente a intervenciones quirúrgicas. Ambas situaciones requieren rehabilitación. Cuanto antes trabajen las personas mayores sus músculos, más amplitud de movimiento, fuerza y flexibilidad podrán recuperar. Las personas mayores, en ambos casos, experimentan algunos inconvenientes en relación con el ejercicio para mejorar el equilibrio. Las personas mayores dejan de participar en actividades físicas porque les causan molestias importantes. Sin embargo, esto conduce a más dolor a largo plazo. Recuerde que un cuerpo que no recibe actividad física pierde su fuerza. Los músculos pierden su masa, y el cuerpo se deteriora más rápidamente y se vuelve más propenso a las lesiones. Además, la falta de ejercicio reduce el equilibrio. En esencia, es importante tomar medidas preventivas, incluso en los años dorados. De lo contrario, las personas mayores pueden desarrollar dolor crónico.

La edad sigue siendo un factor importante para el dolor crónico. Entre el 50 y el 60% de los adultos mayores afirman experimentarlo. El dolor crónico incluye:

- Molestias articulares
- Problemas nerviosos
- Molestias en la espalda
- Dolores de cabeza

Es difícil tocarse los dedos de los pies si agacharse le duele la espalda. También es difícil concentrarse en hacer ejercicio si los dolores de cabeza no se disipan.

El dolor crónico también limita la flexibilidad y la amplitud de movimiento. Además, disminuye la calidad de vida. En el proceso, la situación se convierte en un círculo vicioso. Las personas mayores que experimentan dolor cuando hacen ejercicio lo evitarán. Sin embargo, evitar la actividad física empeora el dolor. De nuevo, los músculos estancados y el cuerpo pierden fuerza, flexibilidad y amplitud de movimiento. El campo de la fisioterapia ha construido sus cimientos sobre la base de ayudar a los pacientes a superar el dolor. No es necesario superar las molestias a la primera, pero un esfuerzo por progresar tiene varios beneficios.

Una buena forma de poner a prueba las capacidades físicas de su cuerpo es comenzar con los estiramientos descritos en el capítulo 2. Recuerde realizarlos con calma y evite forzar demasiado el cuerpo en los primeros intentos. Si no puede tocarse los dedos de los pies desde una posición de pie, no pasa nada. La prueba determina su punto de partida y le ayuda a establecer objetivos. Después de cuatro semanas de estiramientos, intente tocarse de nuevo los dedos de los pies. Desarrollar la capacidad de llegar al menos medio centímetro más lejos es digno de celebración.

Los siguientes ejercicios sentados ayudan a las personas mayores que experimentan dolor a mejorar su equilibrio: la actividad física sentada es mejor que la ausencia de actividad física. Los que necesitan rehabilitación de lesiones o cirugía pueden ayudar al proceso de sanación. Las personas mayores que prueben los ejercicios de este libro, pero experimenten molestias al estar de pie también se beneficiarán de las versiones en posición sentada.

Algunos profesionales del fitness animan a sus clientes a mezclar sus rutinas de ejercicios. Creen que enfocarse en las piernas un día y en los brazos al siguiente da mejores resultados. Algunos preparadores físicos pretenden sorprender a los músculos. Así, las personas mayores que pueden soportar los ejercicios de pie se benefician de añadir también versiones sentadas a sus repertorios. Los ejercicios sentados se vuelven más desafiantes añadiendo pesos. No es necesario añadir pesas de 5 kilos a cada mano de buenas a primeras. Empiece con pesas de 1 kg y vaya aumentando según sus capacidades.

En cuanto a la silla, no hay una mejor para los ejercicios sentado. Cualquier silla que tenga en casa le servirá. Si hace ejercicio en el centro recreativo local, gimnasio o centro para personas mayores, preste atención a las sillas que le proporcionan.

En casa, asegúrese de que su silla es estable, no querrá que se tambalee. Lo ideal es que tenga un respaldo de referencia, no para apoyarse en él durante el ejercicio. Para una amplitud de movimiento óptima, elija una silla sin reposabrazos.

Comencemos.

Estiramientos sentado

1. Estiramiento sentado por encima de la cabeza

Busque su silla favorita y tome asiento.

Plante los pies en el suelo y enderece la espalda.

La posición debe empujar su cuerpo hacia una postura correcta.

A continuación, relaje los hombros y enderece el cuello.

Ahora, coloque las manos sobre los muslos, con las palmas hacia abajo.

Sin encorvarse, asegúrese de que su cuerpo está libre de tensiones.

Evite forzar en exceso cualquier músculo y permita que le invada una sensación de calma y relajación.

Además, evite apoyarse en el respaldo de su silla.

La mayoría de los estiramientos y ejercicios en posición sentada requieren que se desplace hacia delante en su silla en lugar de inclinarse hacia atrás.

Esta posición es su posición inicial para todos los ejercicios de estiramiento sentado.

Ahora, levante ambos brazos por encima de la cabeza y junte las manos.

Para un estiramiento adicional, estire los brazos hacia el techo un centímetro más.

En el estiramiento, recuerde mantener los hombros hacia abajo.

Mantenga la posición durante 10 a 20 segundos.

Después, vuelva a la posición inicial.

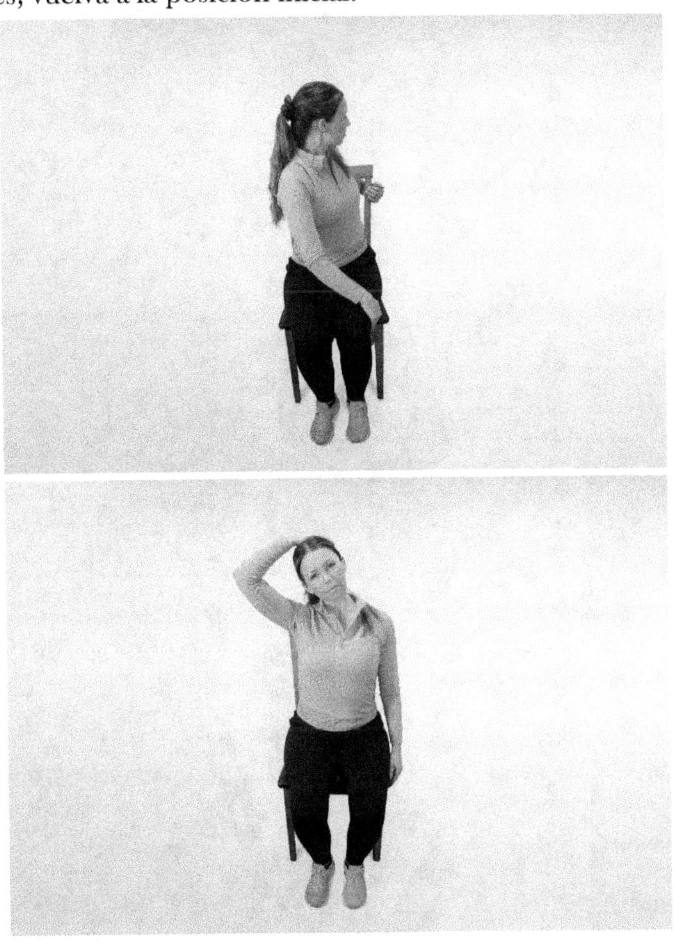

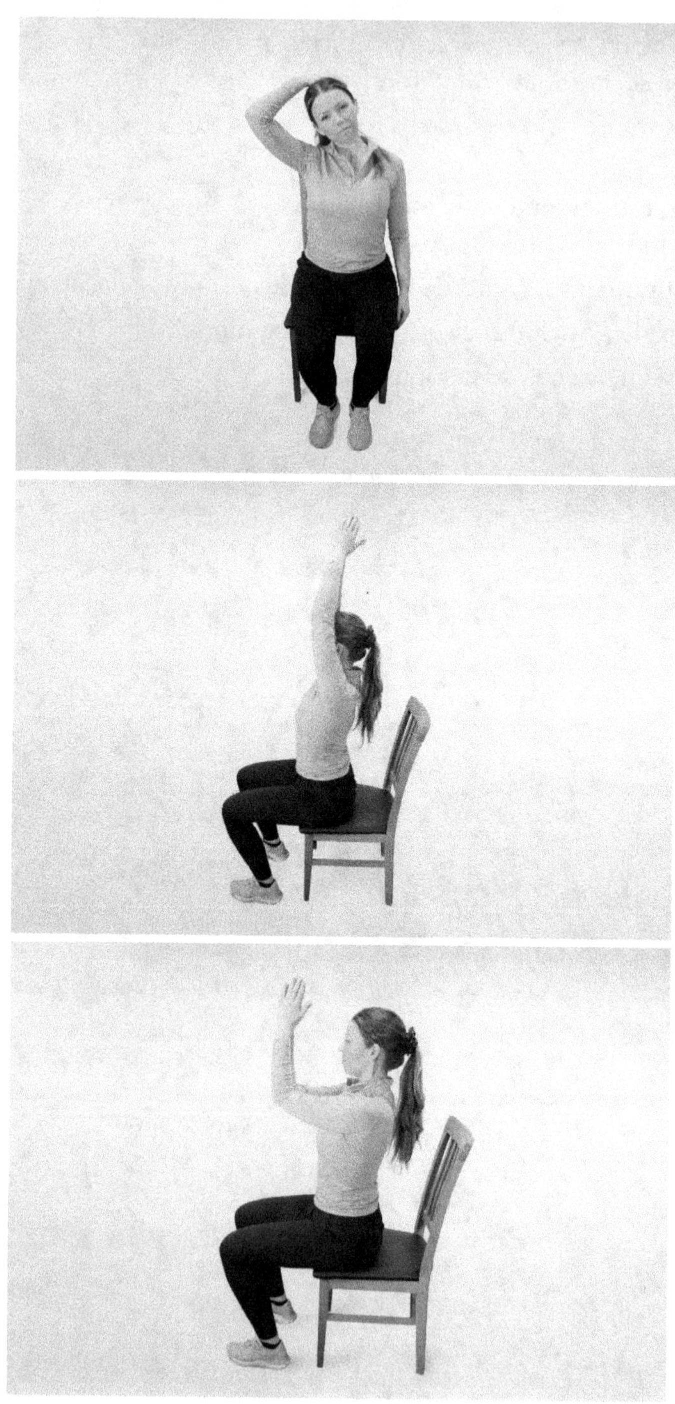

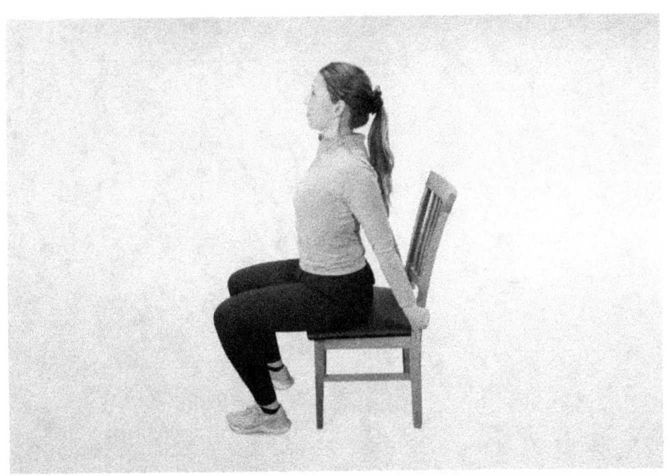

2. Estiramiento lateral sentado

Desde la posición inicial, levante el brazo derecho y doble ligeramente el codo de modo que la mano derecha se sitúe por encima de la cabeza.

Ahora, dóblese desde la cintura e inclínese hacia el estiramiento hacia la izquierda. Mantenga esta posición durante 10 a 20 segundos.

Después, vuelva a la posición inicial.

Ahora, levante el brazo derecho y doble ligeramente el codo de modo que su mano derecha se sitúe por encima de su cabeza.

A continuación, flexione la cintura e inclínese hacia la izquierda para estirarse. Mantenga esta posición durante 10 a 20 segundos.

Después, vuelva a la posición inicial.

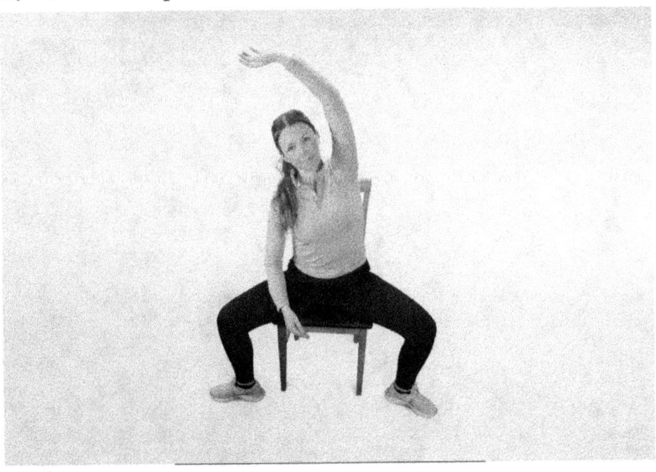

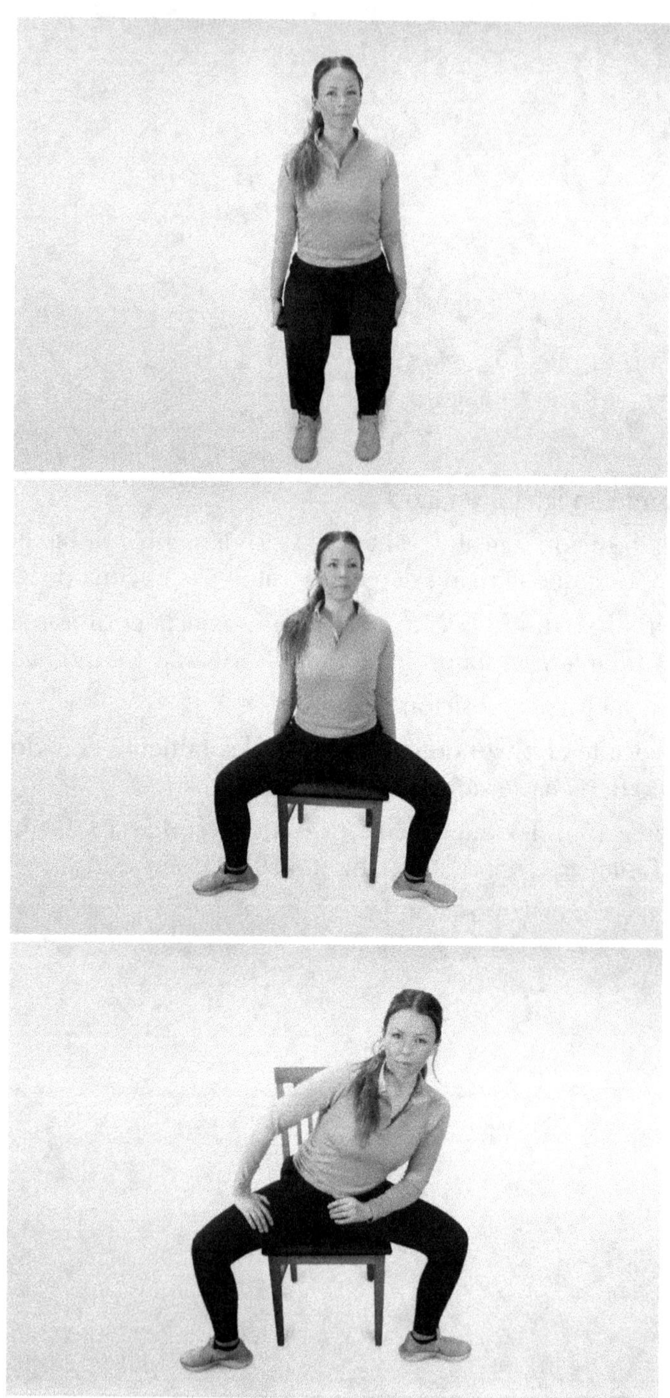

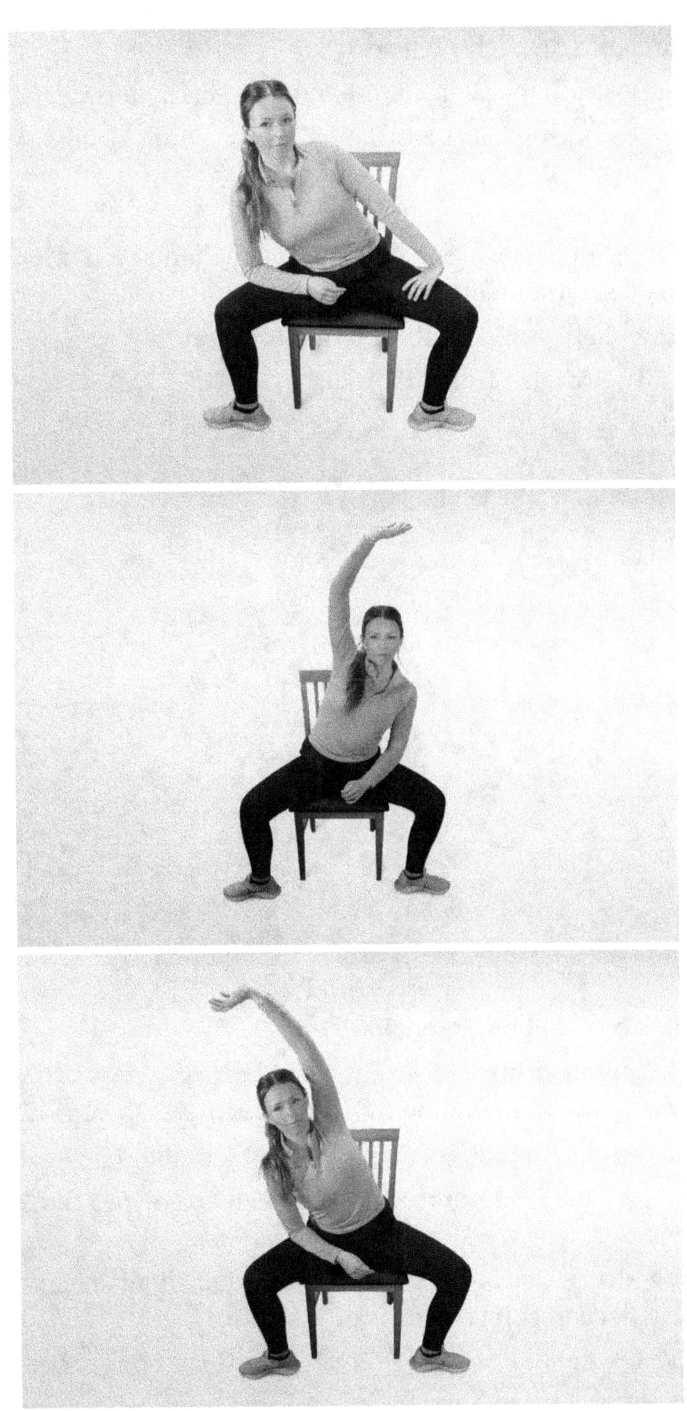

Estiramiento lateral de la diosa

3. Estiramiento de pecho sentado

Desde la posición inicial, inclínese 5 o 7 cm hacia delante.

Extienda los brazos hacia atrás, a los lados, como si intentara tocar el respaldo de la silla.

A continuación, junte las manos y tire de los brazos hacia el asiento de la silla y empuje el pecho hacia delante. Intente juntar los omóplatos para lograr un mayor estiramiento.

Mantenga esta posición durante 10 a 20 segundos.

Después, vuelva a la posición inicial.

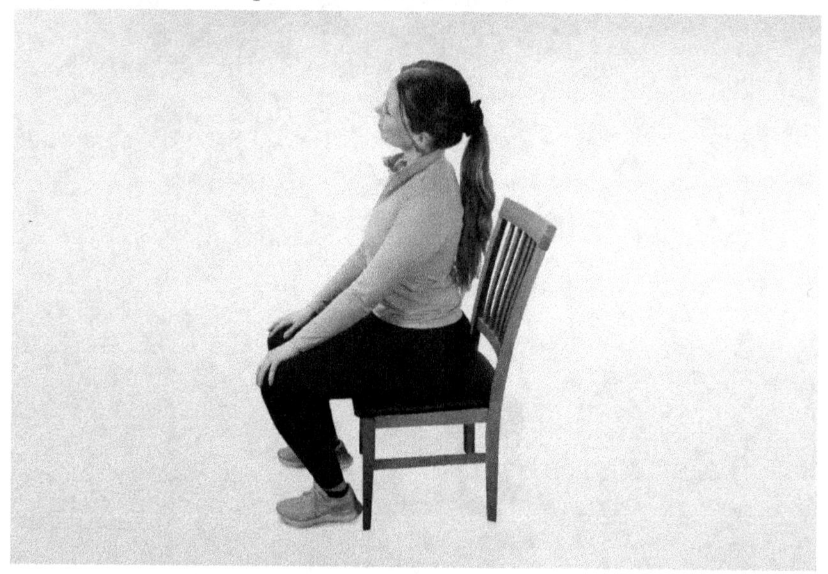

Estiramiento del pecho

4. Círculos con los brazos sentado

Desde la posición inicial, levante los brazos a los lados como si intentara levantar el vuelo como un pájaro o un avión.

Mantenga firmes los brazos cuando lleguen a la altura de los hombros.

Asegúrese de que los hombros permanecen abajo y no se elevan hacia las orejas.

Estire los dedos hacia las paredes. Ahora, simultáneamente, haga círculos hacia delante con las puntas de los dedos.

Deje que los círculos se hagan más grandes y comprometa todo el brazo.

Sienta el estiramiento desde los hombros hasta los dedos.

Complete 8 círculos hacia delante y vuelva a la posición inicial.

Levante de nuevo los brazos a los lados.

Cuando lleguen a la altura de los hombros, comience a hacer círculos hacia atrás con la punta de los dedos.

Deje que los círculos se hagan más grandes para poder involucrar todo el brazo.

Complete 8 círculos hacia atrás y vuelva a la posición inicial.

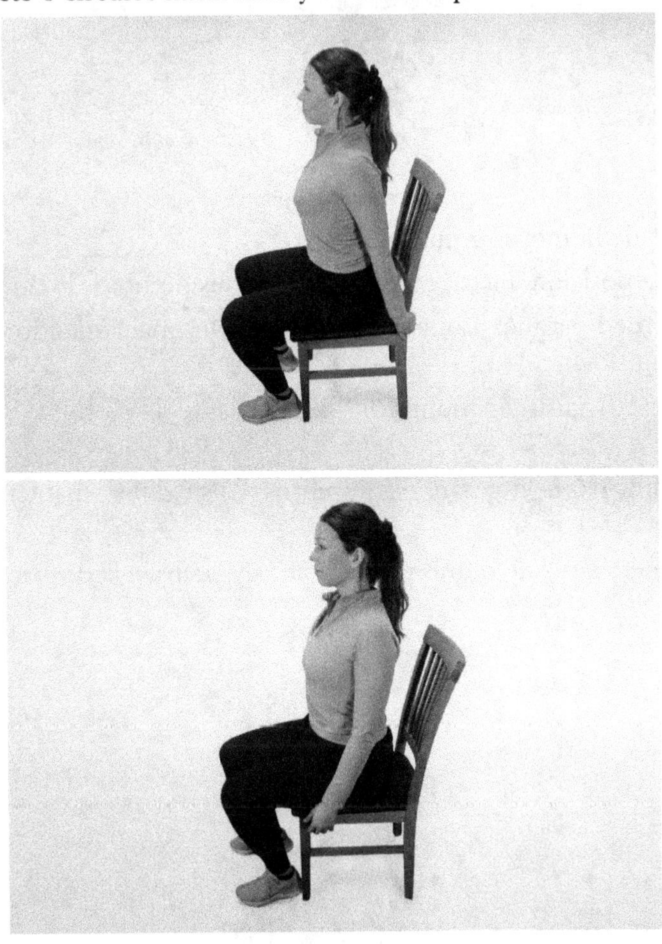

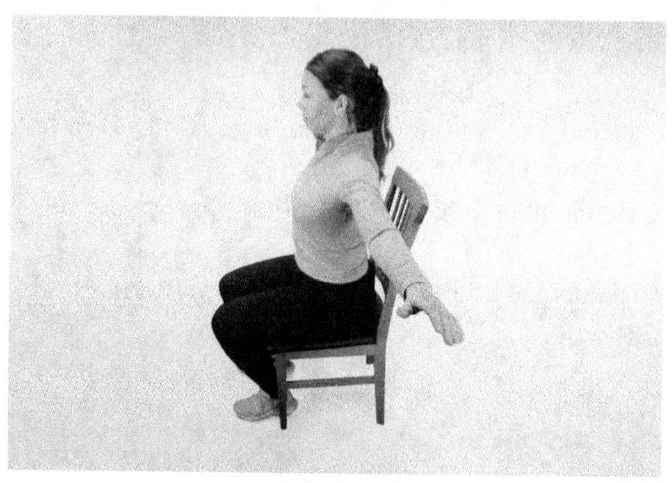

Círculos en los brazos

5. Giros de hombros sentado

Desde la posición inicial, compruebe que sus hombros están relajados.

Ahora, ruede ambos hombros hacia delante, manteniendo las manos sobre los muslos.

Complete 8 giros de hombros hacia delante y vuelva a la posición inicial.

A continuación, gire ambos hombros hacia atrás, manteniendo las manos sobre las cosas.

Complete 8 giros de hombros hacia atrás y vuelva a la posición inicial.

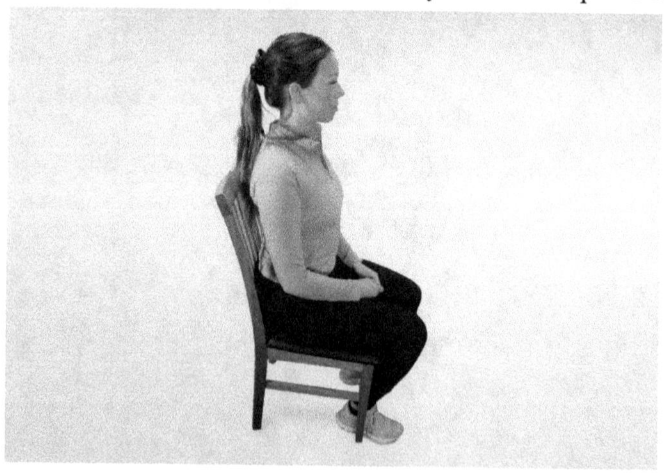

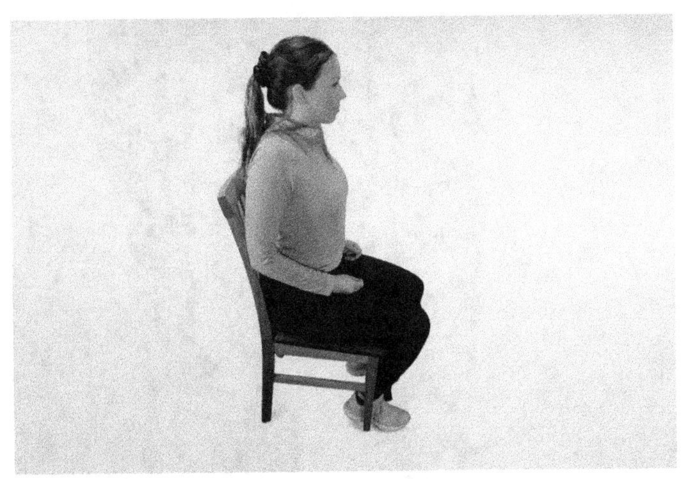

Giros de hombros

6. Giros de tobillo

Desde la posición inicial, levante el pie derecho del suelo unos 15 cm.

Si necesita apoyo adicional, agarre los bordes laterales de las sillas con las manos.

A continuación, gire el tobillo derecho hacia la derecha 8 veces.

A continuación, gire el tobillo hacia la izquierda 8 veces.

Cuando haya terminado, vuelva a la posición inicial.

Ahora, levante el pie izquierdo del suelo unos 15 cm.

Los que necesiten un apoyo adicional pueden agarrarse a los lados de sus sillas.

A continuación, gire el tobillo izquierdo hacia la derecha 8 veces.

A continuación, gire el tobillo hacia la izquierda 8 veces.

Cuando haya terminado, vuelva a la posición inicial.

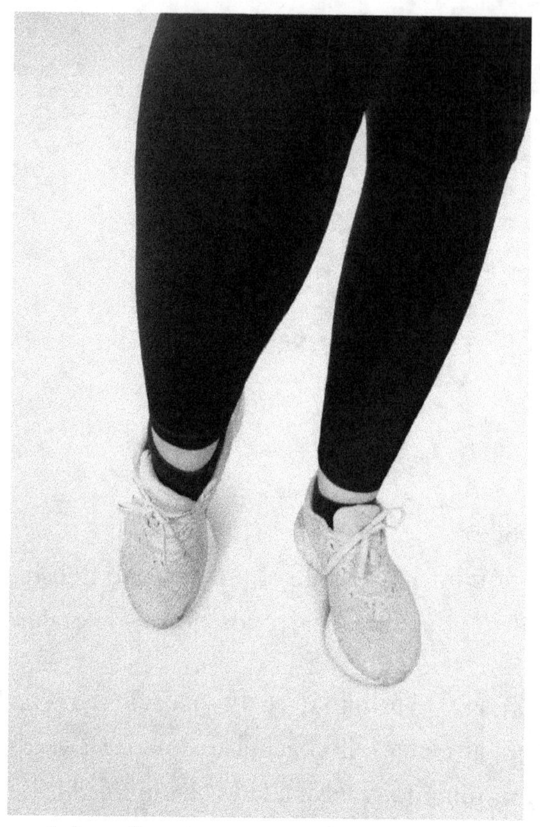

7. Estiramiento del cuello

Desde la posición inicial, levante el brazo derecho y doble el codo para que su mano derecha pueda apoyarse encima de su cabeza.

Tire suavemente de la cabeza hacia la derecha con la mano.

Asegúrese de que los hombros no se levantan hacia la oreja.

En su lugar, incline la cabeza hacia el hombro y mantenga la posición durante 10 a 20 segundos.

Después, vuelva a la posición inicial.

A continuación, levante el brazo izquierdo y el codo para que su mano izquierda pueda apoyarse encima de su cabeza.

Tire suavemente de la cabeza hacia la izquierda con la mano.

Incline la cabeza hacia el hombro izquierdo y mantenga la posición durante 10 a 20 segundos.

Después, vuelva a la posición inicial.

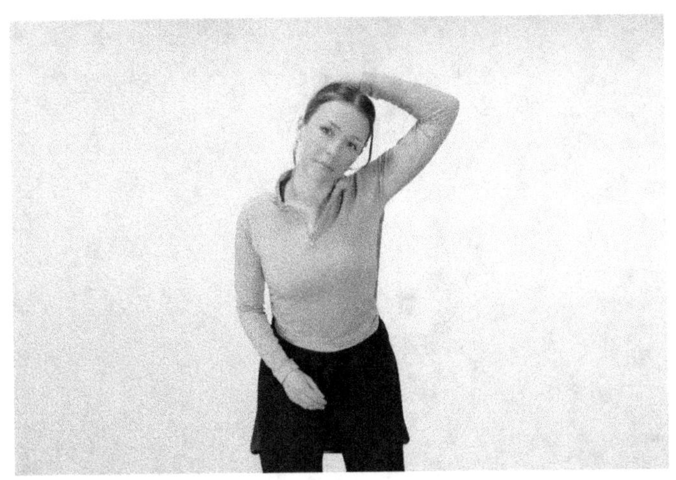

8. Torsión vertebral

Desde la posición inicial, compruebe su postura una vez más.

Asegúrese de que su espalda está en posición erguida y que sus hombros no se elevan hacia las orejas.

Ahora, agarre el borde derecho de la silla con la mano derecha.

Comience a girar la columna hacia la derecha y dirija el pecho hacia el lado derecho de la habitación. Utilice la mano derecha para torcer más la columna.

Mantenga la posición durante 10 a 20 segundos.

Después, suelte la columna y la mano derecha y vuelva a la posición inicial.

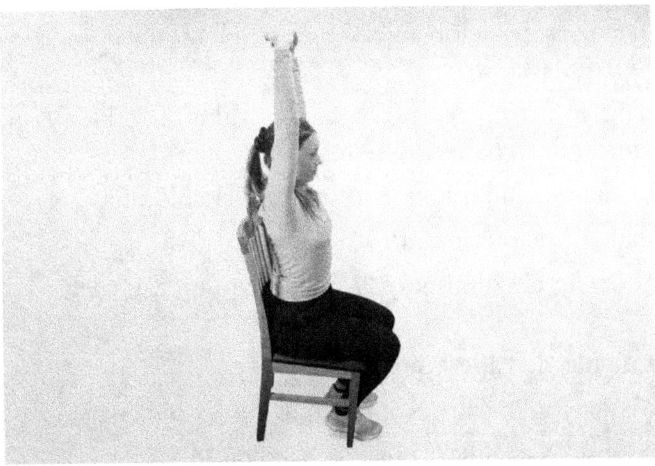

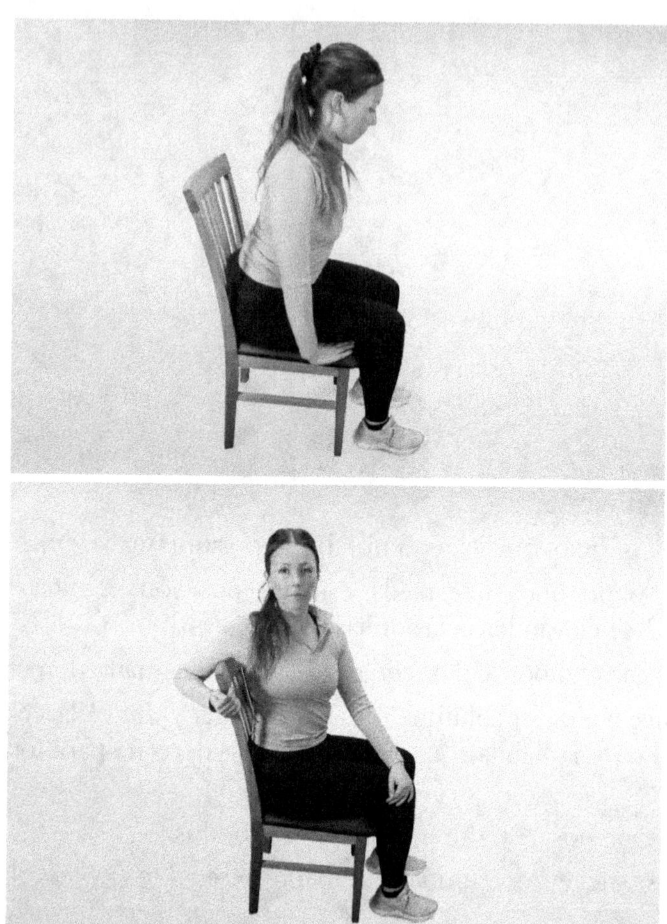

Ahora, desde la posición inicial, agarre el borde izquierdo de la silla con la mano izquierda.

Comience a torcer la columna hacia la izquierda y dirija el pecho hacia el lado izquierdo de la habitación.

Utilice la mano izquierda para torcer más la columna.

Mantenga la posición durante 10 a 20 segundos.

Después, suelte la columna y la mano izquierda y vuelva a la posición inicial.

9. Estiramiento de cadera sentado

Desde la posición inicial, levante el pie derecho del suelo.

Crúcelo sobre la rodilla izquierda y coloque las manos encima de la rodilla y el tobillo derechos.

Compruebe su postura y asegúrese de que la espalda está recta y los hombros relajados.

Ahora, incline la espalda hacia delante sobre la pierna derecha.

Sentirá el estiramiento en las caderas y la espalda.

Mantenga la posición durante 10 a 20 segundos.

Después, suelte la espalda y la pierna derecha y vuelva a la posición inicial.

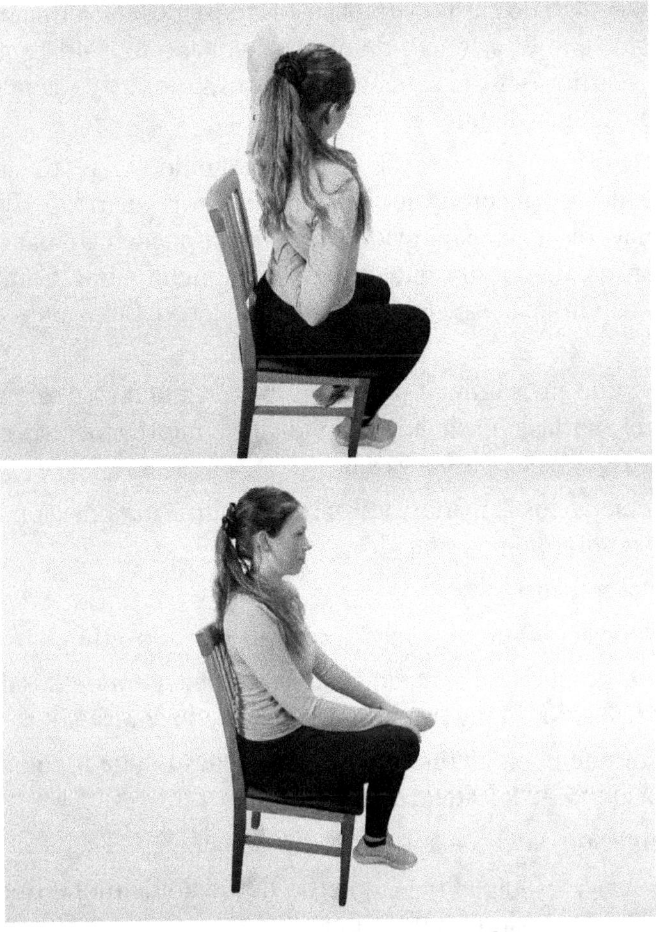

A continuación, levante el pie izquierdo del suelo.

Crúcelo sobre la rodilla derecha y coloque las manos encima de la rodilla y el tobillo izquierdos.

Ahora, incline la espalda hacia delante sobre la pierna izquierda.

Sentirá el estiramiento en las caderas y la espalda.

Mantenga la posición durante 10 a 20 segundos.

Después, suelte la espalda y la pierna izquierda y vuelva a la posición inicial.

Estos estiramientos calentarán su cuerpo y le prepararán para los siguientes ejercicios en posición sentada.

Ejercicios sentado

Desde una posición sentada, puede realizar estiramientos. También puede realizar algo de cardio y trabajar los músculos. Si caminar no es una opción para usted, el ejercicio de marcha sentado le ayudará a conseguir un efecto cardiovascular similar. Entonces, quizá se sienta mejor y comience a caminar de nuevo.

Los beneficios de caminar siguen estando bien documentados. Algunos estudios sugieren que caminar con regularidad ayuda a las personas mayores a alargar su vida. Además, si puede caminar durante 30 minutos diarios, demuestra que aún goza de buena salud. Caminar ayuda al corazón a bombear sangre por todo el cuerpo y favorece el flujo de oxígeno.

Aquellos que no caminan a diario y tienen miedo a fracasar, podrán encontrar respuestas en este libro. Lo ideal es que recupere la confianza y experimente menos tropiezos y caídas.

Para los ejercicios sentados, utilizaremos la misma posición de partida que para los estiramientos sentados.

1. Marcha sentado

Desde la posición inicial, vuelva a comprobar su postura.

Asegúrese de que está sentado en la parte delantera de la silla en lugar de hacia el respaldo. Mantenga las manos sobre los muslos.

Ahora, levante el pie derecho del suelo de modo que la rodilla derecha se eleve a la altura de la cadera.

A continuación, vuelva a colocar el pie derecho en el suelo.

Sin detenerse, levante el pie izquierdo del suelo de modo que la rodilla derecha se eleve a la altura de la cadera.

A continuación, vuelva a colocar el pie izquierdo en el suelo.

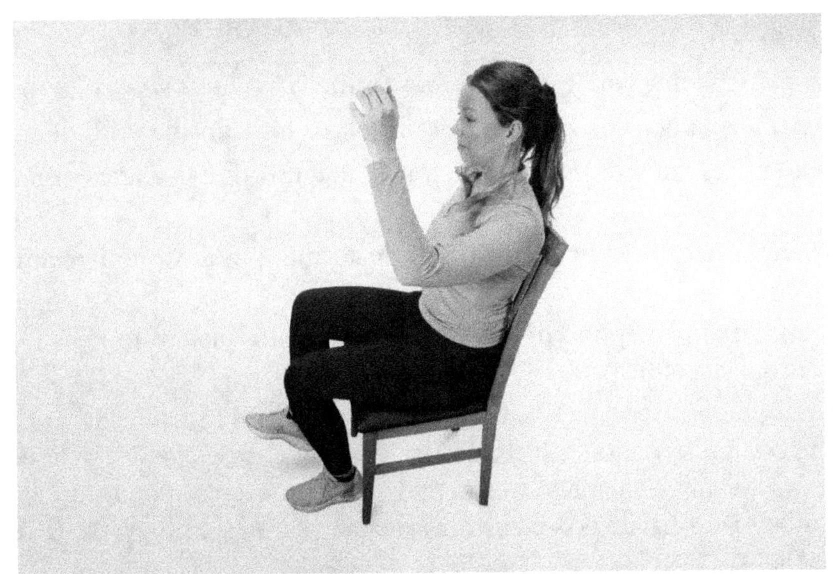

Mantenga las manos sobre los muslos para evaluar si ha experimentado algún problema de equilibrio. Si el ejercicio plantea problemas de equilibrio, pruebe otra ronda con las manos agarradas a los bordes de la silla. Algunos necesitarán agarrarse a los lados de la silla hasta que sus núcleos se fortalezcan.

Continúe marchando hasta que se sienta cómodo con un ritmo constante. También querrá sentirse cómodo con la práctica en la silla.

Una vez que sienta que ha conseguido un ritmo consistente, añada los brazos. Añadir los brazos significa soltarse de los lados de la silla. Los que no estén preparados para esta versión de la marcha sentada pueden avanzar cuando lo estén - es un hito importante que marcarse.

Añadir los brazos hará que su ritmo cardíaco aumente. Está bien elevarla por encima de su frecuencia en reposo durante el ejercicio. Aumentar el ritmo hará que el oxígeno y la sangre sean más eficientes en todo el cuerpo. Además, permite que su cuerpo queme calorías y bombee su metabolismo.

Empecemos de nuevo una marcha sentada desde la posición inicial.

Levante el pie derecho del suelo para que la rodilla derecha se eleve hasta el nivel de la cadera.

A continuación, vuelva a colocar el pie derecho en el suelo.

A continuación, levante el pie izquierdo del suelo para que la rodilla izquierda se eleve a la altura de la cadera y vuelva a colocar el pie izquierdo en el suelo.

Para la siguiente ronda, preparemos primero los brazos.

Cierre los puños con las manos y sujételas a los lados de las caderas.

Doble los codos de forma que forme ángulos de 90 grados con cada brazo.

Además, haga un poco de tensión de forma que flexione ligeramente los bíceps.

Ahora, levante el puño derecho a la altura de los ojos y empuje el codo izquierdo hacia el respaldo de su silla.

A continuación, empuje el codo derecho hacia el respaldo de su silla y levante el puño izquierdo hacia la altura de los ojos. Practique el movimiento unas cuantas veces para que se sienta cómodo con el movimiento de balanceo. Este movimiento por sí solo elevará su ritmo cardíaco.

Cuando lo combine con la marcha de piernas, empezará a cosechar más beneficios.

Juntémoslo.

Desde la posición inicial, concéntrese primero en posicionar los brazos.

Cierre los puños y forme ángulos de 90 grados doblando los codos.

Ahora, levante el pie derecho del suelo y levante el puño izquierdo.

A continuación, cambie sin pausa.

Levante el pie izquierdo del suelo y el puño derecho.

En cierto modo, este es un movimiento corporal total que trabaja su equilibrio y su fuerza.

Continúe alternando hasta completar 8 series completas.

2. Extensiones de rodilla sentado

Desde la posición inicial, agarre los laterales de su silla con cada mano.

Evite inclinarse hacia atrás en el respaldo de la silla.

En su lugar, asegúrese de permanecer sentado en posición vertical.

Si es necesario, avance unos cm en la silla, pero mantenga gran parte del cuerpo sobre el asiento para no perder el equilibrio ni sentir que puede caerse.

Levante el pie derecho del suelo de modo que la rodilla llegue a la altura de la cadera.

A continuación, extienda la rodilla derecha de modo que la pierna quede paralela al suelo.

Mantenga la posición durante 5 segundos.

Seguido, doble la rodilla y vuelva a colocar el pie derecho en el suelo.

Ahora, levante el pie izquierdo del suelo de forma que la rodilla llegue a la altura de la cadera.

Luego, extienda la rodilla izquierda de modo que la pierna izquierda quede paralela al suelo.

Mantenga la posición durante 5 segundos.

A continuación, doble la rodilla y vuelva a colocar el pie izquierdo en el suelo.

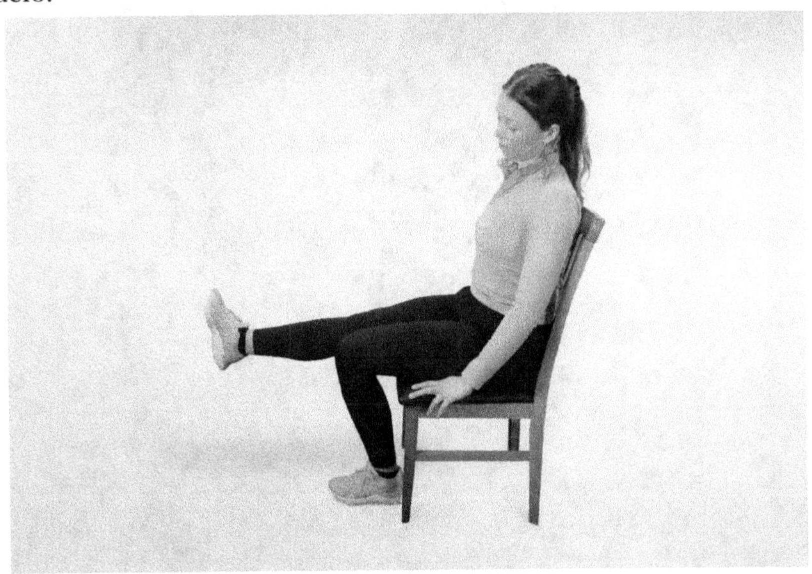

Puede realizar las extensiones de rodilla de dos formas: alternando o en el mismo lado. Si opta por la alternancia, realizará el ejercicio con la pierna derecha y después con la izquierda - de lo contrario, complete 8 extensiones de rodilla en el lado derecho. Después, complete 8 extensiones de rodilla en el lado izquierdo.

3. Elevaciones de pantorrilla sentado

Desde la posición inicial, agarre el lateral de la silla con ambas manos.

A continuación, siéntese en la mitad delantera de la silla en lugar de en la trasera.

Coloque los pies y las piernas separados a la anchura de las caderas.

Luego, levante ambos talones del suelo, pero mantenga los dedos y las pelotas plantados. Mantenga la posición durante 10 a 20 segundos.

A continuación, vuelva a plantar los pies en el suelo.

Complete 8 series de elevaciones de pantorrilla sentado.

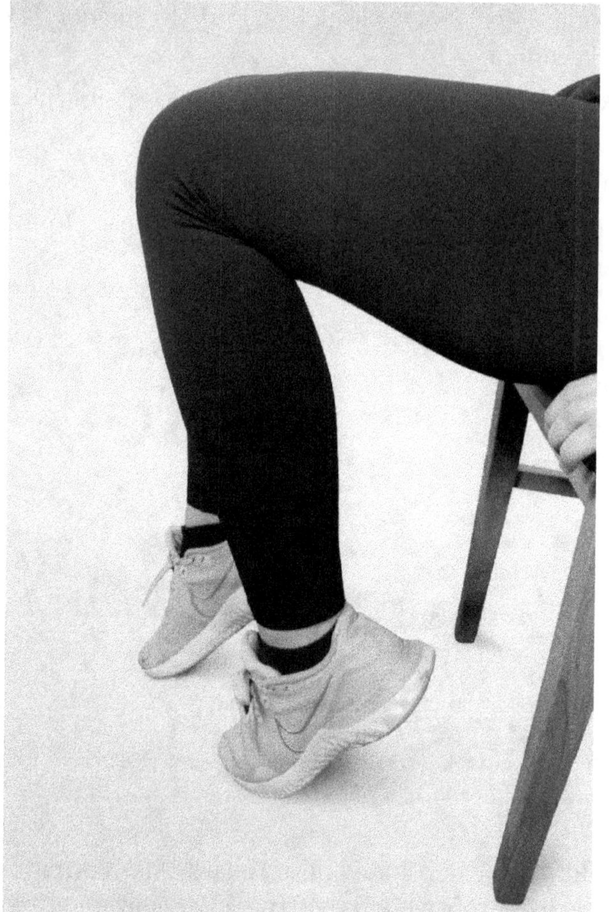

4. Elevación de piernas sentado

Desde la posición inicial, agarre el lateral de la silla con ambas manos.

A continuación, siéntese en la parte central de la silla.

Asegúrese de que se siente seguro y equilibrado en esta posición.

Junte los pies y las piernas de modo que se toquen.

Luego, levante ambos pies del suelo simultáneamente.

Mientras los levanta y levanta las piernas, evalúe cómo se siente su cuerpo.

Si no puede levantar las piernas a la altura de la cadera sin sobreesforzar otras partes del cuerpo, puede levantarlas unos cm para comenzar.

En cada intento posterior, evalúe si puede levantarlas unos cm más.

Cada vez que levante las piernas y encuentre una altura cómoda, mantenga la posición durante 10 a 20 segundos.

Repita las elevaciones 8 veces.

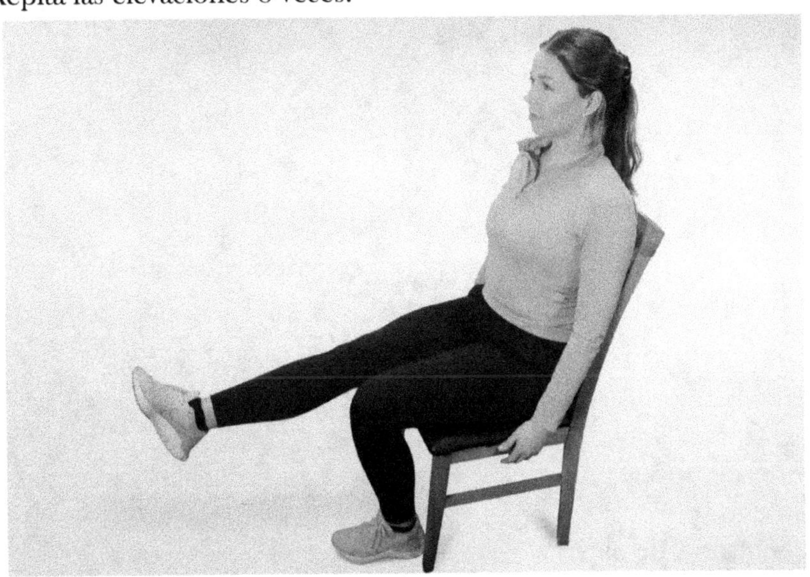

5. Torsiones de abdomen sentado

Desde la posición inicial, cierre los puños con las manos y doble los codos.

Apriete los codos a los lados y coloque los puños con las palmas hacia arriba.

Siéntese en la mitad delantera de la silla.

Asegúrese de tener una buena postura para obtener los mejores resultados.

Mire hacia delante y gire la barriga hacia la derecha.

Mantenga la posición durante 5 segundos.

Suelte el giro y mire hacia delante.

A continuación, gire el abdomen hacia la izquierda y mantenga la posición durante 5 segundos.

Para un entrenamiento extra del núcleo, realice el ejercicio con una pelota de ejercicios.

La pelota estabilizará sus brazos y le ayudará a concentrar su energía en el núcleo.

En caso de apuro, cerrar los puños crea suficiente tensión para el ejercicio.

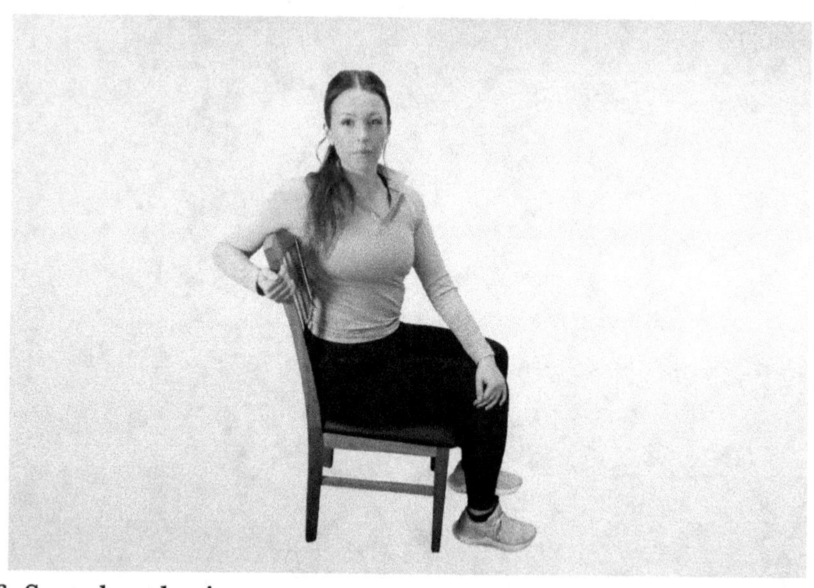

6. Sentado y de pie

Aunque el capítulo 4 se centra en los ejercicios en posición sentada, resulta útil realizar un ejercicio sentado que le permita medir sus progresos. Los ejercicios sentados y de pie le ayudan a evaluar la facilidad con la que puede ponerse de pie desde una posición sentada. Los beneficios de los ejercicios en posición sentada para las personas mayores siguen siendo numerosos. Garantizan que pueda completar la actividad física, aunque necesite rehabilitarse de una operación o una lesión. Es especialmente importante para quienes sufren dolores crónicos.

Pongamos a prueba su equilibrio y su fuerza con los ejercicios sentados y de pie.

Desde la posición inicial, desplácese hasta la mitad delantera de la silla. Le ofrecemos dos versiones.

Compruebe que ha plantado firmemente los pies en el suelo.

Coloque las manos con las palmas hacia abajo en la silla, junto a los muslos.

Utilizará las manos para empujarse de la silla.

Como se empujará hacia arriba, asegúrese de que la silla se asienta sobre una superficie estable.

¡Los suelos resbaladizos no sirven en esta situación! Asimismo, evite utilizar sillas que tengan ruedas.

Ahora, cuente hasta 3 y empújese hasta ponerse de pie.

Evalúe cómo lo ha hecho.

Intente el ejercicio unas cuantas veces más para obtener una mejor evaluación de su capacidad para realizar el movimiento.

Lo ideal es que llegue al punto en que pueda levantarse desde la posición sentada sin empujarse con las manos: la segunda versión.

Desde la posición inicial, desplácese hacia la mitad delantera de la silla.

Compruebe que ha plantado firmemente los pies en el suelo.

Levante los brazos en paralelo a los muslos y al suelo.

Utilice los muslos y el trasero para levantarse de la silla.

Cuente hasta 3 y póngase de pie.

Evalúe cómo lo ha hecho.

Si le resulta demasiado difícil, intente utilizar las manos unas cuantas veces más. Además, nuestros otros ejercicios le ayudarán a fortalecer los torsos y la mitad inferior.

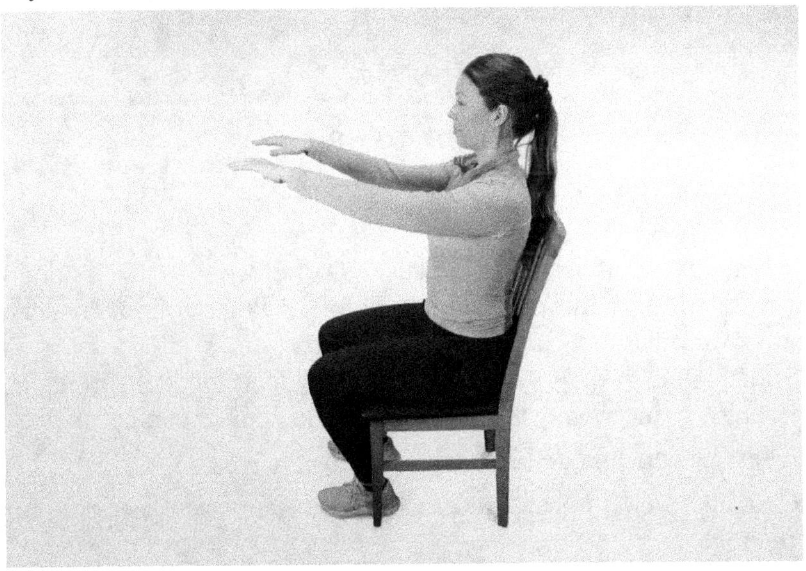

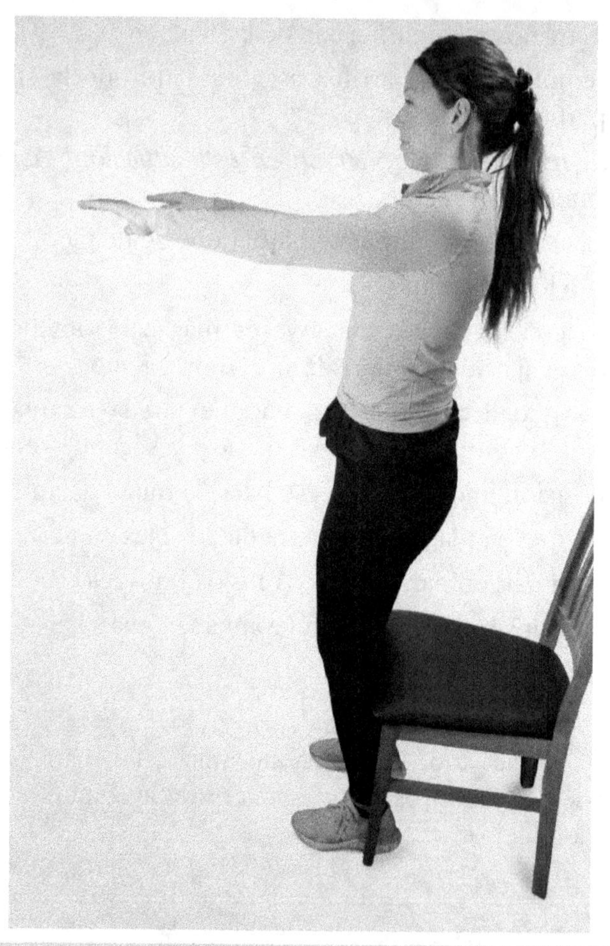

Con pesas

Utilizar pesas con el ejercicio proporciona varios beneficios. Crean resistencia y fortalecen los músculos.

Los siguientes ejercicios son adecuados para todos los niveles de forma física, basta con modificar la cantidad de peso. Por ejemplo, las personas mayores avanzadas pueden añadir mancuernas de 5 kilos a cada mano. Los principiantes o quienes necesiten rehabilitarse pueden prescindir de las pesas. En su lugar, cree tensión cerrando los puños con las manos.

1. Press por encima de la cabeza sentado

Desde la posición inicial, compruebe que agarra bien las pesas, una en cada mano.

Está bien probar las pesas unas cuantas veces antes de completar el ejercicio. Usted quiere desafiarse a sí mismo sin forzar ninguna parte de su cuerpo.

Ahora, levante ambos brazos como si estuviera a punto de levantar el vuelo.

Después, doble los codos y cree ángulos de 90 grados con las palmas de las manos hacia delante.

A continuación, respire. En la exhalación, levante los brazos rectos hacia arriba.

En esta posición, los codos quedarán junto a las orejas.

Luego, baje los brazos de nuevo a la posición de 90 grados.

Repita el press por encima de la cabeza 8 veces.

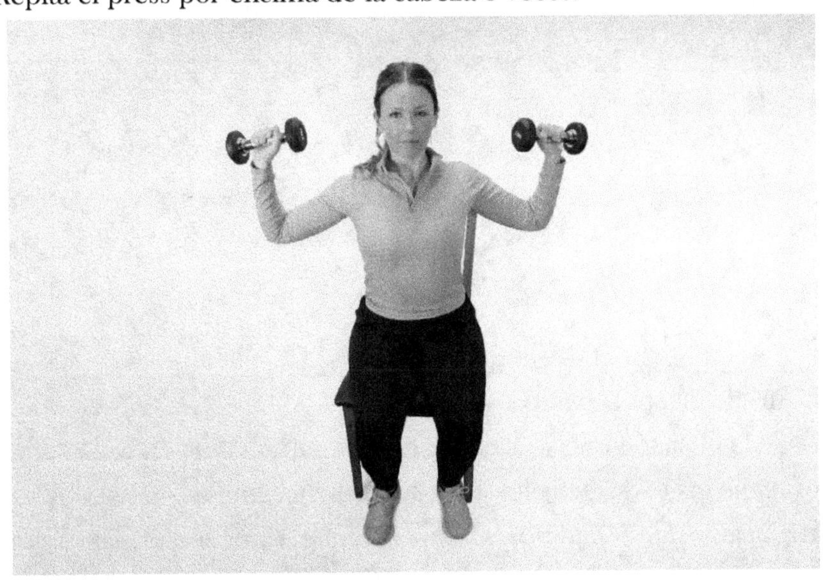

2. Extensión de tríceps sentado

Desde la posición inicial, sostenga una pesa en la mano derecha.

Levante el brazo derecho como si estuviera a punto de completar un press por encima de la cabeza.

Para apoyarse, coloque la mano izquierda sobre el codo derecho.

A continuación, doble el codo y baje la pesa con cuidado por detrás de la cabeza.

Al mismo ritmo, vuelva a subir la pesa por encima de la cabeza.

Repita el movimiento 8 veces.

A continuación, cambie la pesa de la mano derecha a la izquierda y levántela como si fuera a realizar un press por encima de la cabeza.

Para apoyarse, coloque la mano derecha sobre el codo izquierdo.

Luego, doble el codo izquierdo y baje la pesa por detrás de la cabeza con cuidado.

Al mismo ritmo, vuelva a levantar la pesa por encima de la cabeza.

Repita el movimiento 8 veces.

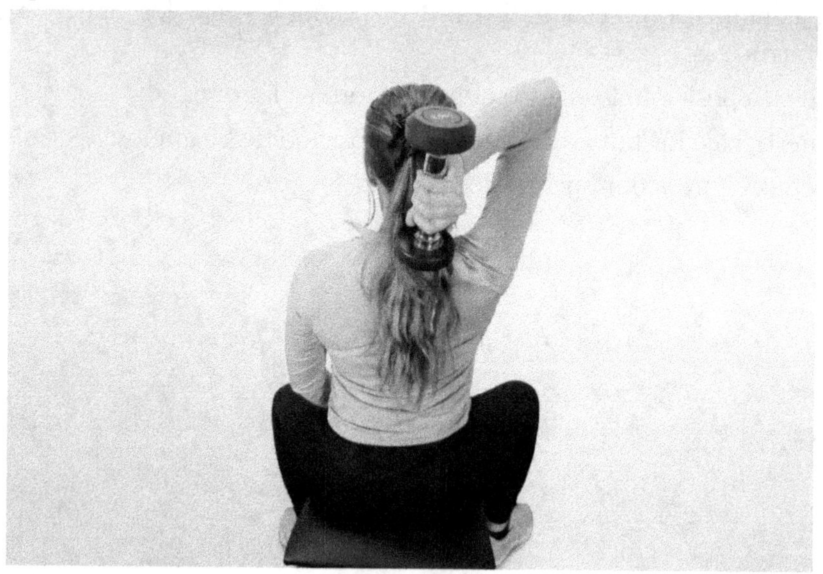

3. Curl de bíceps sentado

Desde la posición inicial, asegúrese de tener una pesa en cada mano.

Posicione los codos y fíjelos a los lados de la cintura.

Cree ángulos de 90 grados con los brazos y coloque las manos con las palmas hacia arriba.

Levante ambas pesas hacia los hombros, manteniendo los codos en la cintura.

Al mismo tiempo, bájelas de nuevo hasta el ángulo de 90 grados.

Complete 8 curls de bíceps.

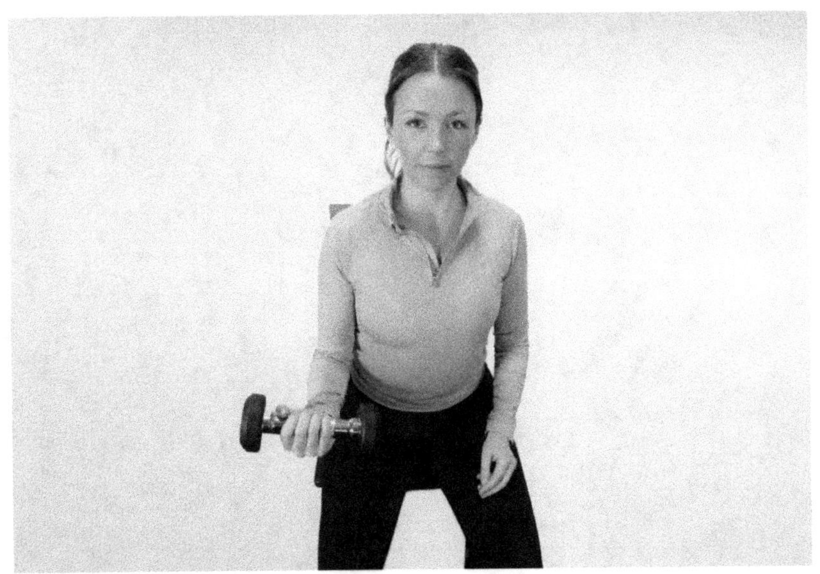

4. Elevaciones frontales de hombros sentado

Desde la posición inicial, coloque una pesa en cada mano.

Sujete las pesas como si fueran martillos, de modo que los nudillos queden mirando al suelo.

Deje que los brazos caigan de forma natural a los lados.

Si necesita desplazarse hacia la parte delantera de la silla, hágalo.

Levante los brazos de modo que los nudillos miren hacia la pared.

Lleve los brazos a la altura de los hombros y manténgalos firmes durante dos o tres segundos.

Después, bájelos de nuevo.

Repita el movimiento un total de 8 veces.

Los ejercicios sentados benefician a las personas mayores de todos los niveles.

Como ha leído, añadir pesas los hace más desafiantes.

Además, podrá medir sus progresos.

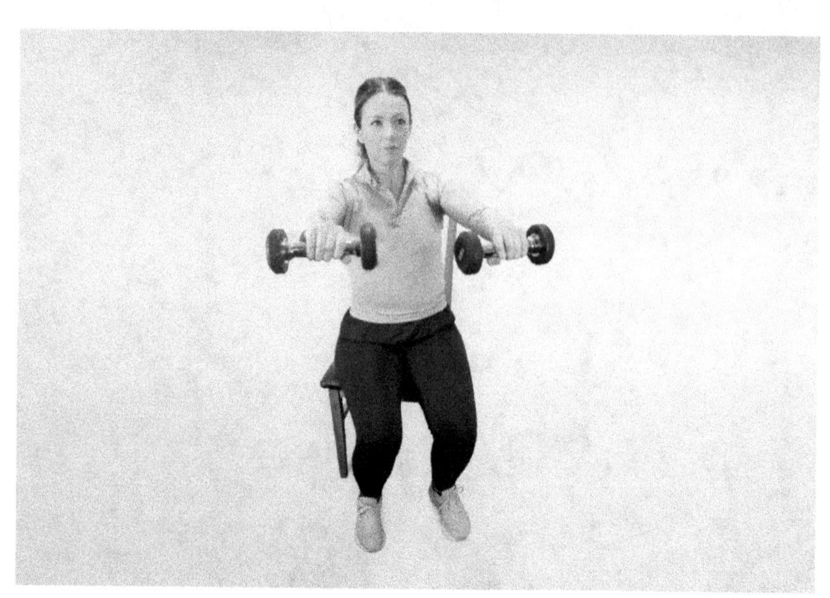

Capítulo 5: Ejercicios de pie

Los ejercicios de pie son los que más beneficios físicos aportan a las personas mayores que desean mejorar su equilibrio. Cuando intente ponerse de pie sobre una sola pierna y mantenerla, descubrirá rápidamente en qué punto se encuentra actualmente su capacidad de equilibrio. Los ejercicios en el suelo y en la silla propician una rutina de actividad física consistente, pero los ejercicios de pie sirven para completar esta rutina. Estos ejercicios dan a los mayores la confianza que necesitan para realizar las tareas cotidianas.

Para las personas mayores, los ejercicios de pie son los que plantean más retos. Los que practican actividad física casi a diario pueden pasar de los ejercicios sentados a los de pie. Si los ejercicios de pie de este capítulo le parecen avanzados, tenga en cuenta que desarrollar la capacidad de completarlos es un buen objetivo que puede marcarse.

Beneficios de los ejercicios de pie

Realizar alguna actividad física es preferible a no realizar ninguna. Este libro incluye varios ejercicios sentados para personas mayores que buscan mejorar y mantener su equilibrio.

Para optimizar su actividad física, lo mejor es realizarlos de pie. Por ejemplo, también puede realizar los ejercicios de estiramiento del capítulo 2. Incluso puede estirar las pantorrillas y los tobillos sentado.

Este capítulo abarcará ejercicios más avanzados; sin embargo, le facilitaremos la entrada en ellos. En primer lugar, el capítulo 5 muestra ejercicios de pie que puede realizar con la ayuda de una silla, que le servirá como herramienta de equilibrio. Una vez que adquiera estabilidad y sentido del equilibrio, le animamos a realizarlos sin la silla.

Los beneficios de los ejercicios de pie incluyen:

- Mejor metabolismo.
- Mayor quema de calorías.
- Menor posibilidad de aumento de peso.
- Mejora el flujo sanguíneo y de oxígeno.
- Reduce el colesterol.
- Más trabajo muscular.
- Mejora la función cerebral.
- Emula los movimientos cotidianos.

Se necesita más esfuerzo para completar un ejercicio de pie que sentado. A mediados de la década de 2010, los investigadores calificaron el hecho de estar sentado como el nuevo hábito de fumar. Durante unos años, ellos y algunos consultores corporativos animaron a las empresas a ayudar a sus oficinistas a ponerse de pie más a menudo. Los fabricantes de mobiliario de oficina desarrollaron escritorios y puestos de trabajo aptos para trabajar de pie que algunos profesionales adoptaron. Los puestos ofrecían escritorios con alturas ajustables, y los trabajadores tenían libertad para establecer sus preferencias. Un oficinista que permanece de pie durante su turno de trabajo puede quemar 88 calorías adicionales por hora. Estar sentado quema entre 60 y 120 calorías por hora, pero estar de pie puede quemar entre 120 y 200 calorías por hora.

A medida que realice los ejercicios de pie, evalúe continuamente su cuerpo. Dado que este libro se centra en ayudarle a mejorar su equilibrio, su objetivo es mejorar en los hitos que se marque. Por ejemplo, ¿qué tal le irá cuando realice el ejercicio de la varita de equilibrio de pie?

Por qué son eficaces los ejercicios de pie

Los ejercicios de pie son prácticos por varias razones. Estar de pie requiere que todos los músculos trabajen juntos. Es similar a caminar: usted hace trabajar sus músculos al poner un pie delante del otro. Caminar se convierte en una segunda naturaleza en los años de la infancia, por lo que es normal olvidar que se necesita un núcleo fuerte, unas piernas sanas y una postura excelente para ejecutar los movimientos. Es comprensible que algunas personas mayores tengan problemas para permanecer de pie o caminar durante periodos prolongados. Tanto si se debe a circunstancias incontrolables como a la edad, siga participando en actividades físicas para mejorar su calidad de vida. Dé pequeños pasos hacia un mejor equilibrio y un cuerpo más fuerte.

La eficacia de los ejercicios de pie también se debe a la ausencia de obstáculos. Cuando realiza ejercicios en una silla, dobla los codos y las rodillas. Las flexiones constriñen el flujo de sangre y oxígeno. Por lo tanto, no obtiene los máximos beneficios del ejercicio.

Para los ejercicios de pie, la posición inicial es de pie con los brazos y las manos a los lados. Apoye los pies en el suelo separados a la anchura de las caderas y doble ligeramente las rodillas. Asegúrese de tener una postura correcta: la espalda recta y el cuello también. Compruebe que no hay tensión en los hombros ni en el cuello. Relaje los hombros hacia abajo en lugar de levantarlos hacia las orejas. Colóquese al lado de su silla para poder apoyar la mano derecha en su respaldo cuando sea necesario.

¡Ya está listo!

Ejercicios de pie con una silla

Recordatorio, para estos estiramientos, la silla actúa como herramienta de apoyo. Incluso cuando coloque la mano sobre ella para apoyarse, debe ser un agarre ligero, no pesado. Si alguien intentara quitarle la silla de debajo de la mano, podría hacerlo con razonable facilidad. Utilizar la silla como muleta cuando se rehabilita tras una lesión o intervención quirúrgica está bien. También está bien utilizar la silla para ganar confianza. Sin embargo, el objetivo es llegar al punto en que tenga la confianza y el equilibrio necesarios para hacer ejercicio sin ella.

1. Estiramientos de pantorrilla

Desde la posición inicial, gire 90 grados para mirar hacia el respaldo de la silla.

Apoye ligeramente ambas manos en el respaldo de la silla. Evite inclinarse para alcanzar el respaldo. Si una silla no le sirve, siempre puede apoyar una mano en una pared o en una encimera.

Asegúrese de que sus pies permanecen separados a la anchura de las caderas y de que mantiene una buena postura.

Despegue los talones del suelo y póngase de puntillas.

Sentirá el ejercicio en los músculos de la pantorrilla.

Mantenga la posición durante 3 segundos y luego vuelva a apoyar el pie en el suelo.

Repita el ejercicio 8 veces.

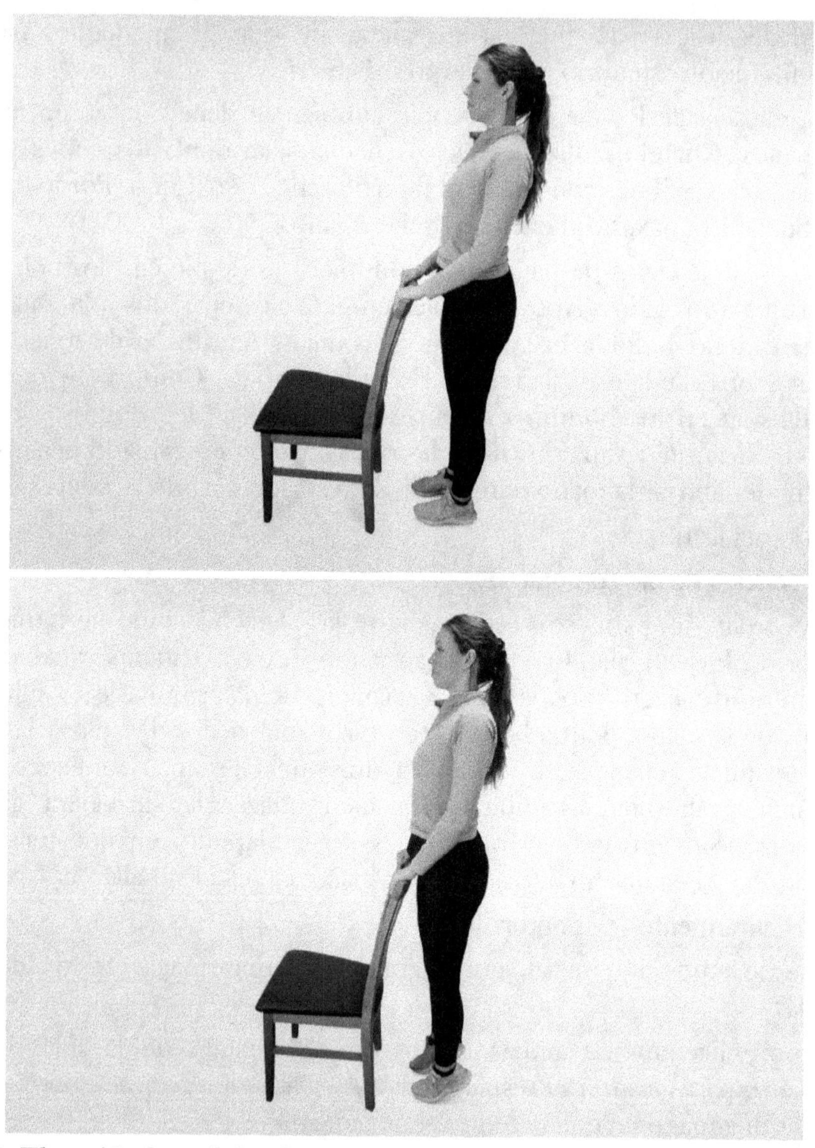

2. Elevación lateral de piernas

Desde la posición inicial, coloque la mano derecha en el respaldo de la silla.

Primero, pruebe su equilibrio levantando el pie izquierdo del suelo.

Cuando esté preparado, levante el pie del suelo y barra la pierna hacia arriba de modo que quede casi paralela al suelo y al techo.

En los primeros intentos, pruebe también la altura. Barrer la pierna más alto no siempre conduce a un mejor entrenamiento. Sin embargo, usted quiere desafiarse a sí mismo. Sentirá el ejercicio en el trasero y el muslo izquierdo. Con la práctica, también lo sentirá en la zona de las alforjas.

Cuando barra la pierna hacia arriba, manténgala a una altura cómoda durante un segundo y vuelva a bajarla. Repita el movimiento un total de 8 veces.

A continuación, gire 180 grados para poder colocar la mano izquierda en el respaldo de la silla. Ahora, complete el ejercicio con la pierna derecha.

Desde la posición inicial, compruebe que ha apoyado ligeramente la mano derecha en la silla.

Compruebe también su postura.

Ahora, levante el pie derecho del suelo y barra la pierna derecha hacia arriba de modo que quede casi paralela al suelo y al techo.

Recuerde, no se trata de altura.

Se trata de levantar la pierna lo suficiente para desafiar a su cuerpo.

Complete 8 repeticiones con la pierna derecha.

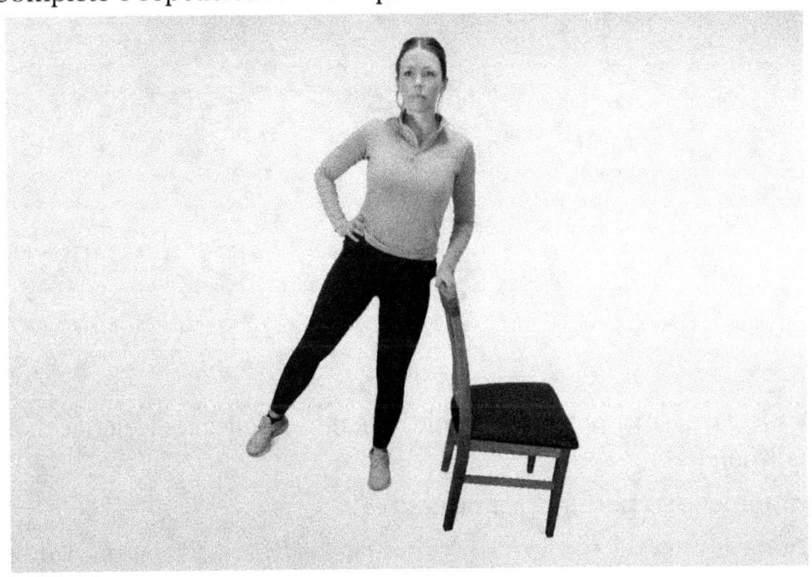

3. Elevaciones de una pierna por delante y por detrás

Desde la posición inicial, seguiremos centrándonos en las piernas.

Coloque ligeramente la mano derecha en el respaldo de la silla.

Gire 90 grados hacia la izquierda.

Ahora, levante el pie derecho del suelo y barra la pierna hacia arriba de modo que quede casi paralela al suelo y al techo.

Apunte con la punta del pie.

Su objetivo es desafiar los músculos de la pierna, no centrarse en la altura.

Puede ir más allá levantando la pierna, de modo que quede paralela al suelo. También puede intentar llegar más alto. Si su objetivo es la altura y pierde el equilibrio, no llegue tan alto todavía. Algún día podrá elevar la pierna de forma que la espinilla o la rodilla le toquen la nariz como las *animadoras* de los Dallas Cowboys, ¡pero *ese día no es hoy* para la mayoría!

Sentirá el entrenamiento a través de la pierna, incluyendo el trasero, las caderas y el núcleo.

Complete 8 repeticiones con la derecha elevándola hacia delante.

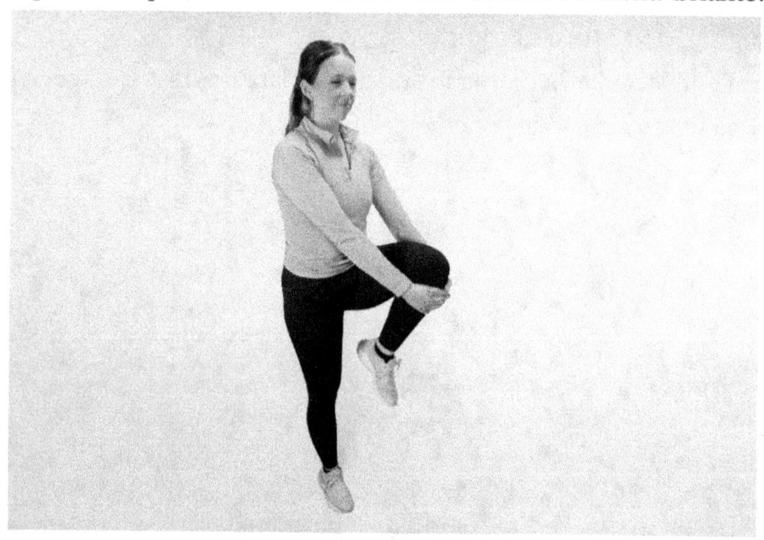

Desde la misma posición de pie, puede completar el ejercicio de la pierna izquierda.

Compruebe su postura y su mano.

Ahora, levante el pie izquierdo del suelo y barra la pierna izquierda hacia arriba de forma que quede casi paralela al suelo y al techo.

Desafíe a los músculos de la pierna.

Si observa que puede levantar la pierna más arriba de un lado que del otro, es normal. Puede trabajar para equilibrarlo estirando más ese lado. También puede completar repeticiones extra en el lado inferior.

Complete 8 repeticiones en la pierna izquierda, elevándola hacia delante.

Ahora, barrerá la pierna hacia atrás.

Desde la posición inicial, dé un paso atrás con el pie derecho y plante la punta del pie en el suelo.

Ahora, levante la pierna derecha del suelo por detrás de usted.

Notará que su amplitud de movimiento es mucho más limitada que barrer la pierna hacia delante o hacia un lado. Sin embargo, es un gran ejercicio de equilibrio que pone a prueba los músculos de las piernas y la espalda. El movimiento del ejercicio se convierte en un impulso en lugar de una elevación.

Complete 8 repeticiones con la pierna derecha, pulsándola hacia atrás.

Desde la posición inicial, dé un paso atrás con el pie izquierdo y apoye la punta del pie en el suelo.

Ahora, levante la pierna izquierda del suelo por detrás de usted.

Levante la pierna lo suficiente como para sentir el ardor en los músculos de la pierna y la parte trasera.

Complete 8 repeticiones con la pierna izquierda, impulsándola hacia atrás.

4. Mini zancada

Desde la posición inicial, apoye ligeramente ambas manos en el respaldo de la silla.

Dé un gran paso hacia atrás con el pie derecho y doble ligeramente la rodilla derecha.

Ahora, doble la rodilla izquierda, pero no pase el dedo del pie izquierdo con la rodilla izquierda; en su lugar, alinéelos.

Mantenga la posición de mini zancada durante 10 segundos.

Para salir de la mini zancada, enderece la rodilla izquierda.

Luego, dé un paso adelante con el pie derecho.

A continuación, cambie al lado izquierdo.

Desde la posición inicial, dé un paso grande hacia atrás con el pie izquierdo y doble ligeramente la rodilla derecha.

Ahora, doble la rodilla derecha, pero no pase el dedo del pie derecho con la rodilla derecha; en su lugar, alinéelos.

Mantenga la posición de mini zancada durante 10 segundos.

Salga de la mini zancada enderezando la rodilla derecha.

A continuación, dé un paso adelante con el pie izquierdo.

La mini zancada es un movimiento versátil. Para realizarlo como estiramiento estático, mantenga la posición durante 10 a 20 segundos. Para realizarlo como ejercicio, puede completar 8 repeticiones a cada lado o alternar las piernas y completarlo 8 veces.

Por lo tanto,

Dé un paso atrás en la mini zancada con la pierna derecha y mantenga la posición durante 10 segundos.

Dé 8 pasos hacia delante.

Luego, haga lo mismo con la pierna izquierda.

O

Dé un paso atrás en la mini zancada con la pierna derecha, y mantenga la posición durante 10 segundos.

Dé un paso atrás con la pierna izquierda.

Mantenga la posición durante 10 segundos.

Vuelva a la posición inicial 8 veces.

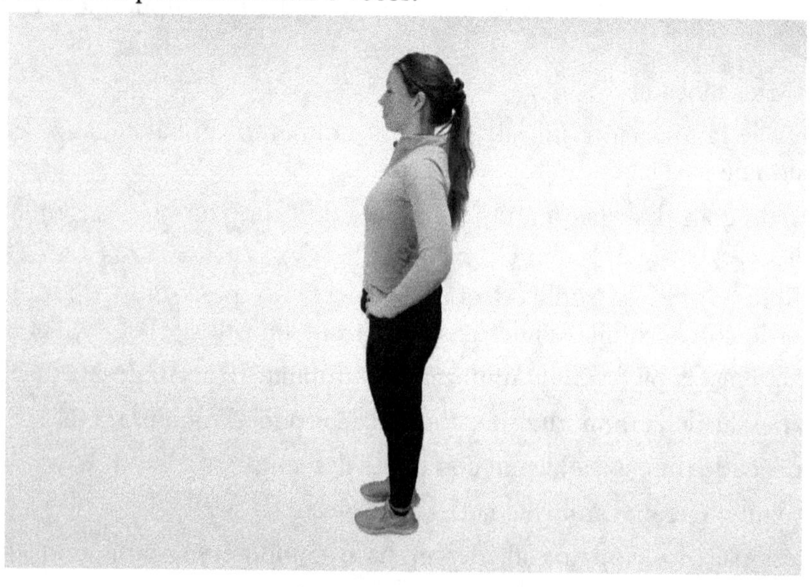

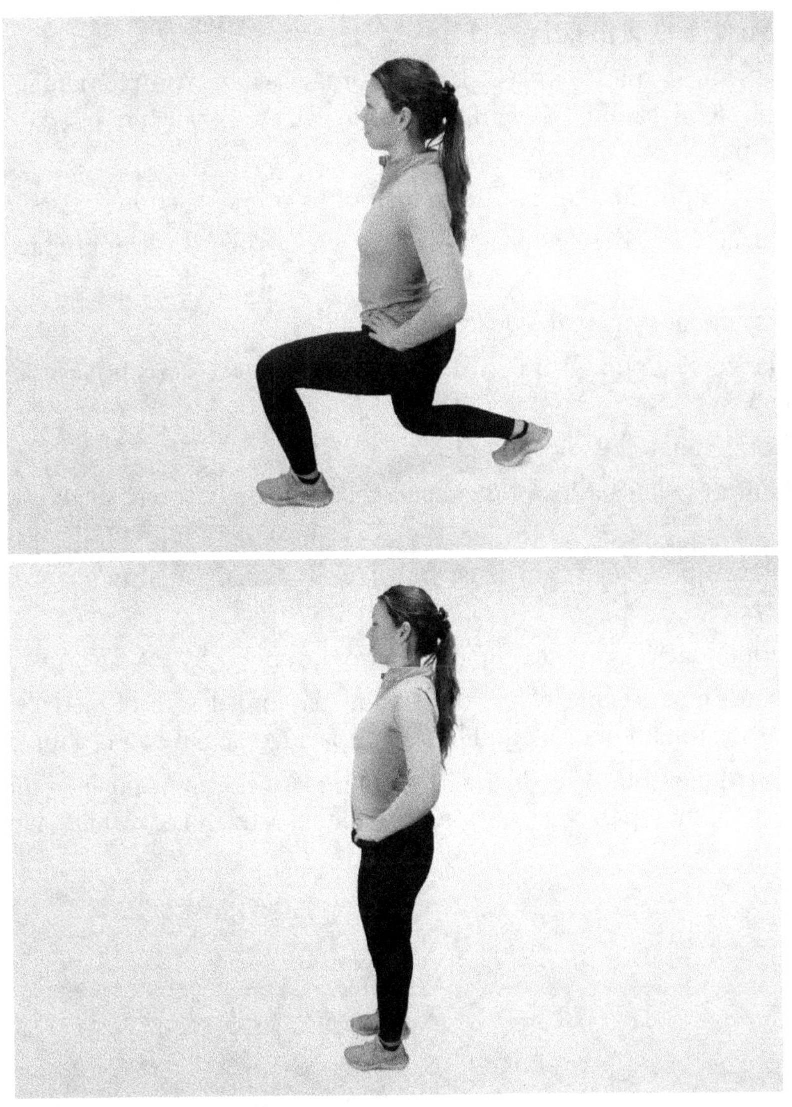

Ejercicios de pie sin silla

Estos ejercicios de pie desafiarán su equilibrio y pondrán a prueba su resistencia. También trabajarán indirectamente su tronco y mejorarán su equilibrio.

La posición de partida para cada ejercicio es de pie, en posición erguida. Compruebe su postura y relaje las manos y los brazos a los lados. Además, relaje los hombros y libere cualquier tensión de la zona del cuello. A continuación, coloque los pies separados a la anchura de las caderas.

1. Marcha estacionaria

Este libro anima a las personas mayores a complementar estos ejercicios con caminatas diarias. Para los días en que no pueda salir a pasear, puede marchar en su sitio.

Desde la posición inicial, cierre los puños con las manos.

Gire el puño derecho hacia delante y el izquierdo ligeramente hacia atrás.

A continuación, cambie los puños.

Balancee el puño izquierdo hacia delante y el derecho ligeramente hacia atrás.

Ahora, intente los movimientos sin pausa.

Mientras balancea los puños hacia delante y hacia atrás, evite torcer la cintura.

Quiere que el ejercicio haga trabajar sus brazos y aumente su ritmo cardíaco.

A continuación, levante el pie derecho del suelo.

Cuanto más levante el pie del suelo, más difícil será el ejercicio. Sin embargo, también querrá equilibrar su capacidad actual con la altura.

Si puede levantar la rodilla a la altura de la cadera y seguir marchando, hágalo. Algunas personas mayores pueden levantar las rodillas hasta el pecho.

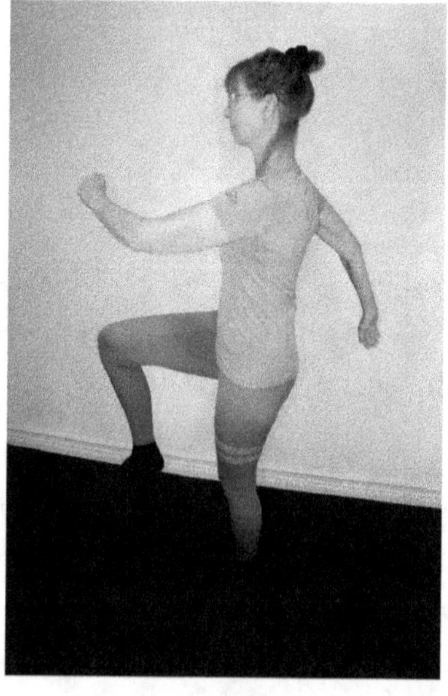

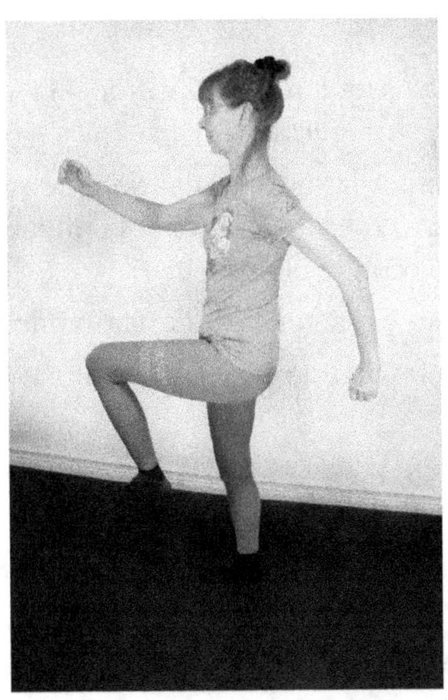

Cuando marche en su sitio, es más beneficioso continuar el movimiento a un ritmo constante independientemente de la altura de los pies. Un ritmo desafiante y constante elevará su ritmo cardíaco, hará trabajar su cuerpo y le ayudará a quemar algunas calorías.

Por lo tanto, marche a su ritmo. A continuación, intente levantar las rodillas a intervalos regulares.

Complete 30 segundos de marcha de pie.

2. Alcances laterales de los dedos de los pies (zancada lateral alterna)

Ahora incorporaremos ejercicios que le hagan estirarse y alcanzar. Tenga en cuenta que está bien empezar poco a poco.

Desde la posición inicial, dé un gran paso con el pie derecho hacia el lado derecho. Sus piernas formarán una V.

A continuación, inclínese hacia la derecha doblando la rodilla derecha y manteniendo la izquierda casi recta.

Con la rodilla derecha flexionada, intente tocar el dedo del pie derecho con la mano izquierda.

Si no alcanza el dedo del pie derecho, no pasa nada. El intento de tocarlo estirará sus piernas, núcleo y oblicuos.

Mantenga la posición de alcance durante 5 segundos.

Salga del alcance lateral del dedo del pie soltando el alcance y flexionando la rodilla derecha. Desde aquí, puede cambiar al lado izquierdo.

Inclínese hacia la izquierda doblando la rodilla izquierda y manteniendo la derecha casi recta.

Con la rodilla izquierda flexionada, intente tocarla con la mano derecha. No pasa nada si no puede tocarse la punta del pie; el objetivo es llegar un poco más lejos con el tiempo.

Sienta el estiramiento y mantenga la posición durante 5 segundos.

Salga de la posición soltando el estiramiento y flexionando la rodilla izquierda.

Desde la posición en V de las piernas, dé un gran paso hacia dentro con el pie izquierdo de forma que se junte con el derecho.

Sentirá el estiramiento y el ejercicio en varias zonas del cuerpo, incluidas las piernas, los oblicuos y los brazos.

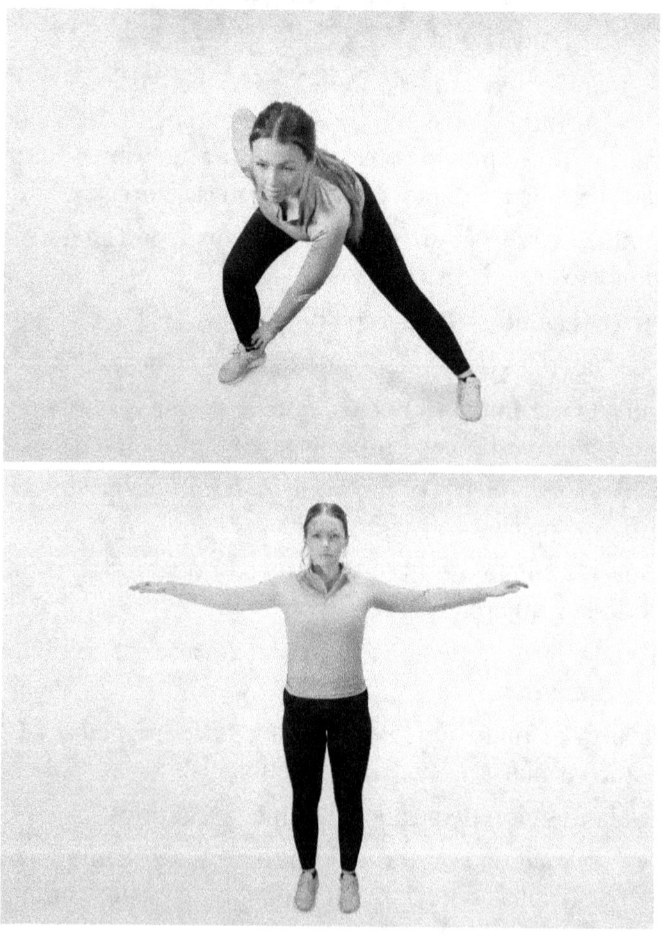

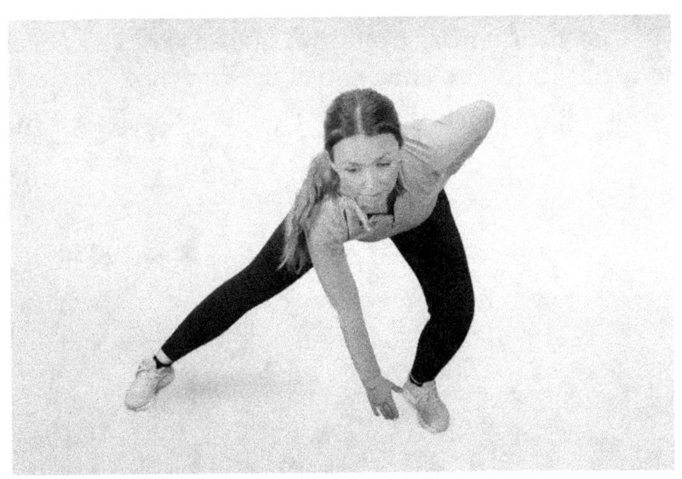

3. Paso lateral

El paso lateral es un estiramiento dinámico, así que compruebe primero su posición inicial. Asegúrese de que puede plantar bien los pies en el suelo. Se convierte en un ejercicio desafiante de pie cuando lo completa 8 veces con cada pierna. Además, puede completar 8 pasos laterales sobre una pierna y luego cambiar o puede alternar la pierna derecha y la izquierda 8 veces.

Desde la posición inicial, dé un gran paso hacia el lado derecho con el pie derecho.

Plante el pie derecho y doble la rodilla derecha.

Alinee la rodilla derecha con la punta del pie.

No la pase.

Mantenga la rodilla izquierda casi recta.

Mantenga la posición durante 1 o 2 segundos.

A continuación, utilice la fuerza del muslo, la pantorrilla y el pie derechos para impulsarse de nuevo con las piernas hasta la posición en V.

Ahora, doble la rodilla izquierda y alinéela con la punta del pie izquierdo.

No la pase.

Mantenga la rodilla derecha casi recta.

Mantenga la posición durante 1 o 2 segundos.

A continuación, utilice la fuerza del muslo, la pantorrilla y el pie izquierdos para impulsarse de nuevo hasta la posición en V con las piernas.

Vuelva a la posición inicial dando un gran paso con el pie izquierdo hacia dentro de forma que se junte con el pie derecho.

Complete 8 repeticiones de cada lado o complete 8 repeticiones alternadas.

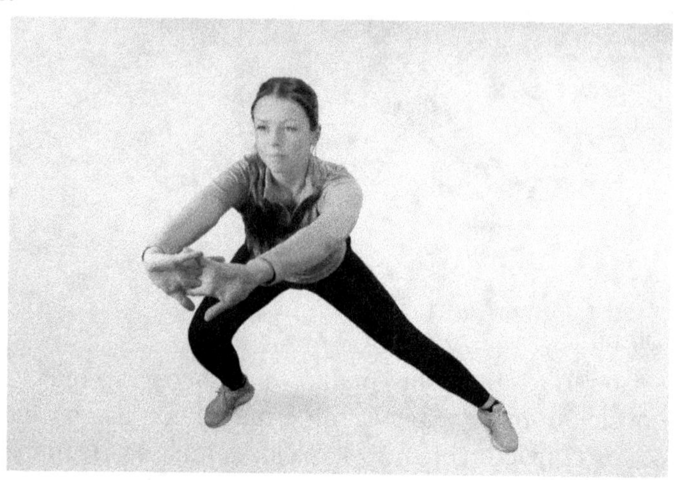

4. Sentadilla

La sentadilla es un movimiento de ejercicio fundamental que aporta varios beneficios. Al ponerse en cuclillas, es importante comprobar su postura. Cuando domine la postura correcta, entonces podrá centrarse en profundizar en el movimiento.

Desde la posición inicial, dé medio paso hacia un lado con los pies izquierdo y derecho.

Párese con los pies separados a una distancia ligeramente superior a la anchura de las caderas.

Compruebe su postura.

Asegúrese de que su espalda está recta y de que no tiene tensión en los hombros ni en el cuello.

Junte las manos delante de usted para crear apoyo. También puede estirar ambos brazos delante de usted, señalando con los dedos. Mantenga los brazos separados a la anchura de las caderas.

A continuación, doble ambas rodillas hacia delante.

Mientras se doblan, húndase en ellas unos cm.

Mientras se hunde, empuje ligeramente la espalda hacia el fondo de la habitación.

Mantenga la espalda recta, no arquee la parte baja de la espalda. Sin embargo, empuje ligeramente el pecho hacia delante.

Compruebe que sus hombros permanecen relajados, sin levantarse hacia las orejas.

En la posición en cuclillas, evalúe cómo se siente. Mantenga la posición durante 10 segundos. Después, enderece las rodillas y lleve los brazos a la posición inicial.

Repita la sentadilla hasta un total de 8 repeticiones.

Otra opción es hacer repeticiones cortas en la posición de sentadilla 8 veces.

Una tercera opción es mantener la posición en cuclillas durante 20 segundos. Después, repítala 8 veces.

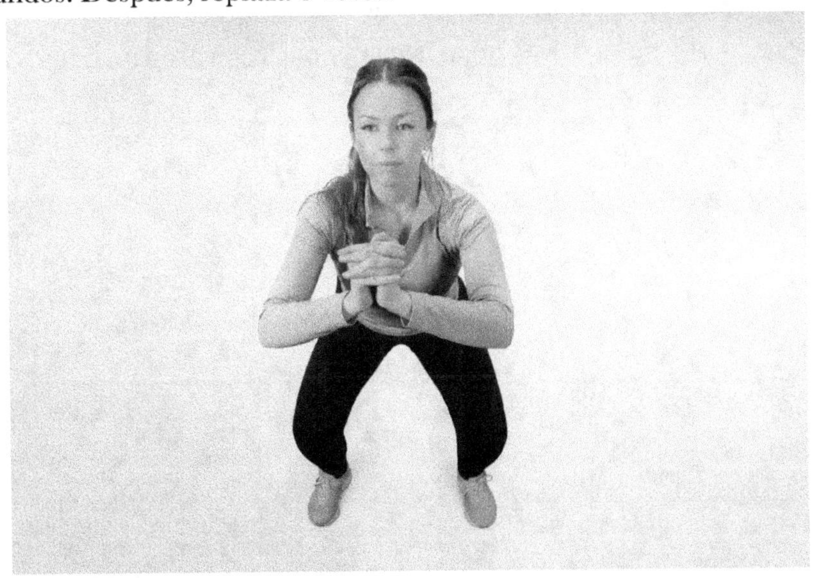

5. Equilibrio con un pie

Desde la posición inicial, va a poner a prueba su equilibrio.

Compruebe que ha plantado ambos pies en el suelo.

Además, relaje los brazos y las manos a los lados.

Libere cualquier tensión que pueda sentir en la zona de los hombros y el cuello.

Además, concéntrese en algo que haya en la pared frente a usted.

Centrarse en un objeto ayudará a su capacidad para mantener el equilibrio sobre un pie.

También querrá empezar con una buena postura.

Ahora, levante ligeramente el pie derecho del suelo. Este movimiento no es una prueba de altura, es una prueba de equilibrio. Durante los primeros intentos, está bien levantar el pie del suelo solo unos cm.

Evalúe cómo se siente durante el equilibrio con un pie.

¿Puede mantener el equilibrio cuando el pie está a solo 5 o 7 cm del suelo?

Salga de la postura de equilibrio volviendo a plantar el pie derecho en el suelo.

A continuación, levante el pie izquierdo del suelo unos cm.

Evalúe cómo se siente en la postura de equilibrio.

¿Puede mantener el equilibrio durante más de 5 segundos?

Salga de la postura volviendo a plantar el pie izquierdo en el suelo.

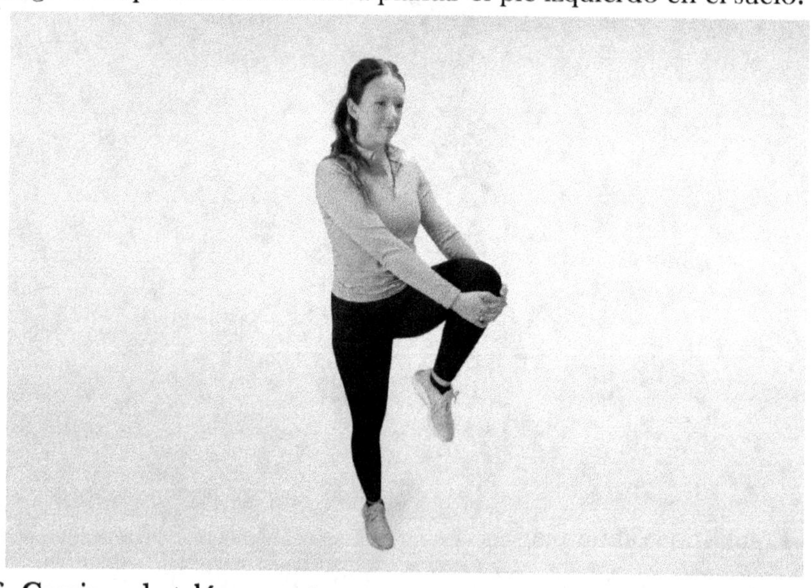

6. Caminar de talón a punta

Para practicar aún más sus habilidades de equilibrio, a continuación intentará caminar de talón a punta.

Caminar de talón a punta es la misma prueba que utilizan las autoridades cuando intentan averiguar si un conductor está intoxicado o no. Incluso en estado sobrio, es posible perder el equilibrio. Por eso practique, fortalezca sus músculos y acondicione su cuerpo.

Desde la posición inicial, coloque el pie derecho delante de la punta del pie izquierdo, de modo que ésta toque el talón derecho.

A continuación, coloque el pie izquierdo delante del derecho de forma que el dedo derecho toque el talón izquierdo.

Ahora, el espacio disponible delante de usted determina cuántas veces más puede repetir el ejercicio. Lo ideal es que dé un paso adelante un total de 8 veces. Si no es así, colóquese en su espacio de forma que pueda hacerlo. A continuación, empiece a caminar hacia atrás.

Con el talón izquierdo tocando la punta del pie derecho, mueva el pie izquierdo detrás del derecho. Asegúrese de que la punta del pie izquierdo toca el talón derecho.

Ahora, mueva el pie derecho de modo que el dedo derecho toque el talón izquierdo.

Repita hasta completar un total de pasos o menos si el espacio es limitado.

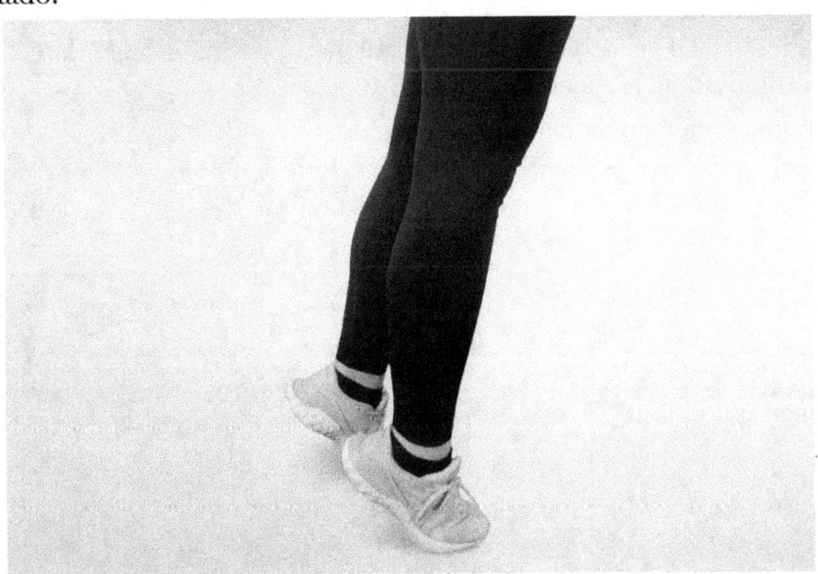

7. Varita de equilibrio

Durante la postura de equilibrio con un pie, ha mantenido los brazos y las manos a los lados. Ahora, va a moverlos hacia arriba como si intentara volar como un avión. Extender los brazos hacia arriba hace que el ejercicio sea más desafiante. Al mismo tiempo, puede utilizar los brazos como herramientas de equilibrio. Si se inclina hacia la izquierda, apriete los brazos, el núcleo y el tronco para evitar volcarse. Lo mismo ocurre si se inclina hacia la derecha. La estrategia también funciona si se inclina demasiado hacia cualquier ángulo, hacia delante o hacia atrás.

Desde la posición inicial, levante los brazos y manténgalos a la altura de los hombros.

Levante el pie derecho del suelo unos 5 a 7 cm. Mantenga la posición y evalúe su equilibrio.

Lo ideal es que pueda mantener la posición durante 10 segundos sin inclinarse hacia ningún ángulo, lado, adelante o atrás.

A continuación, apoye el pie derecho en el suelo.

Ahora, levante el pie izquierdo del suelo unos 5 a 7 cm.

Mantenga la posición y evalúe su equilibrio. Lo ideal es que pueda mantener la posición durante 10 segundos sin inclinarse hacia ningún ángulo, lado, adelante o atrás.

A continuación, vuelva a colocar el pie izquierdo en el suelo.

La varita de equilibrio es un ejercicio estático. Por lo tanto, ejercite para desarrollar la capacidad de mantenerla sobre el pie derecho e izquierdo durante al menos 20 segundos.

Después, ejercite hasta 30 segundos.

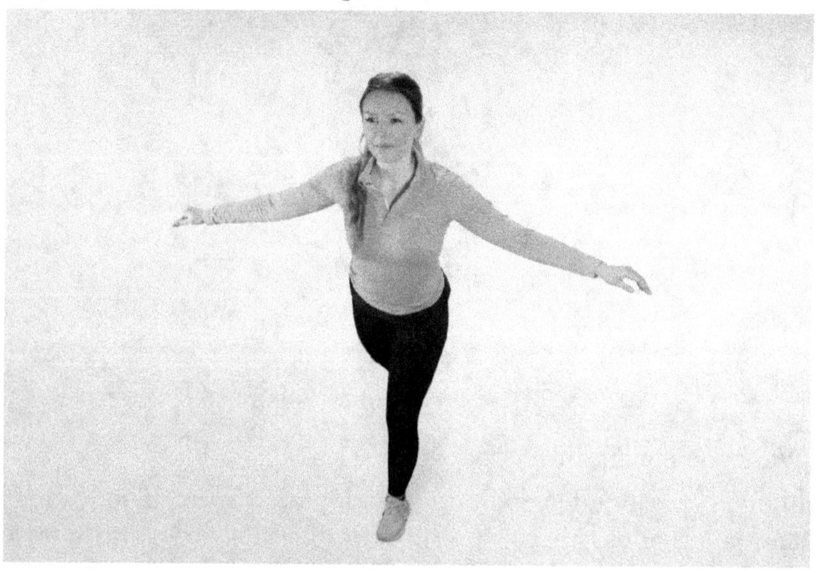

Capítulo 6: La mente sobre la materia

Al principio de este libro, señalamos que el cerebro registra el dolor y lo recuerda. Por lo tanto, el pensamiento de alcanzar algo o caminar puede desencadenar la sensación de dolor antes de que el cuerpo lo sienta. Es difícil completar algunas tareas sabiendo que causarán molestias. Algunas personas mayores saben que el ejercicio acentuará o revelará los puntos de dolor físico, por lo que lo evitan. Muchos mayores saben que hacer ejercicio pondrá a prueba sus capacidades físicas, por lo que se lo piensan dos veces antes de empezar una rutina de ejercicios. Este capítulo aborda la aprensión y se centra en la mente sobre la materia.

Los mayores que han probado los estiramientos y ejercicios del capítulo 2 al 5 han puesto a prueba sus límites físicos. Algunas personas mayores descubrirán que están fuera de sí físicamente. Otros realizarán cada estiramiento y ejercicio sin problemas. Para los principiantes, es normal descubrir que el equilibrio plantea desafíos o que completar 8 repeticiones de cualquier movimiento requiere esfuerzo. Sin embargo, usted tiene la motivación para llegar hasta el final. Después de todo, ¡ya ha leído hasta el capítulo 6!

Por eso eligió este libro: para mejorar su capacidad física actual. Además, ha tomado este libro para poder aumentar su calidad de vida y prevenir las lesiones provocadas por las caídas.

El ejercicio y la mejora del equilibrio tienen dos componentes; requieren de su físico y también de su mente. El atleta profesional en mejor forma física no puede competir al máximo sin confianza. Los atletas deben creer que pueden lanzar pases completos, atrapar balones aéreos y marcar goles. De lo contrario, su rendimiento se resiente. Por lo tanto, una mentalidad positiva durante la actividad física conduce a mejores resultados.

Los mayores deben hacer ejercicio con una mentalidad positiva. Como se ha mencionado anteriormente en el libro, el envejecimiento crea algunos inconvenientes físicos. El cuerpo comienza a deteriorarse a partir de los 35 años. En cuanto las personas sienten dolor en las rodillas, las muñecas o el cuello, empiezan a contenerse físicamente. Por ejemplo, las flexiones se vuelven más difíciles para quienes tienen problemas en las muñecas. Las molestias en las rodillas disuadirán a otros de caminar a diario. Sabiendo que la mayoría de las personas mayores tienen alguna dolencia física que les molesta, este libro proporciona suficientes alternativas para ponerle en el camino hacia la mejora de su equilibrio.

A veces, forzarse demasiado físicamente conduce a problemas peores. Sin embargo, la rehabilitación física también es una forma estupenda de disminuir el dolor y evitar que empeore.

Si tiene dudas sobre hasta dónde puede forzarse físicamente, consulte con su médico de cabecera. Una vez que le den luz verde, podrá ajustar cómodamente su estado mental. Si su médico le aconseja que realice nuestras rutinas de ejercicio tal y como le hemos indicado, es el *momento de comenzar.*

Hablemos del aspecto mental del ejercicio, de la importancia de tener una actitud mental positiva y de por qué el ejercicio mejora su salud mental.

Aspecto mental del ejercicio y el equilibrio

Las personas mayores deben tomar precauciones físicas que los adultos jóvenes no toman. Los adultos jóvenes pueden tropezar y caerse y salir sin apenas consecuencias. En el caso de los mayores, hemos señalado que los tropiezos y las caídas tienen ramificaciones perjudiciales, como huesos rotos, lesiones y la muerte. Además, las personas mayores pueden tener que hacer ejercicio más despacio y con más cuidado. Aunque hemos enseñado algunos ejercicios con pesas, puede sustituirlas por objetos domésticos más ligeros, como latas de fruta enlatada o botellas de agua. Se trata de juzgar su cuerpo y ser honesto sobre sus limitaciones físicas.

Hay una diferencia entre controlar el riesgo y no alcanzar todo su potencial. Para mejorar el equilibrio, debe superar barreras como la falta de fuerza y la flexibilidad limitada. Las lesiones previas, los medicamentos y el miedo son otros. Si necesita rehabilitarse de una lesión o intervención quirúrgica reciente, mostramos algunos ejercicios para sentarse que le ayudarán a recuperar la amplitud de movimiento y la fuerza. Después, puede pasar a los ejercicios de pie.

Puesto que cada día es una nueva oportunidad para cambiar las cosas, no pasa nada por admitir que es usted un principiante. Para mejorar, apunte al centímetro extra a intervalos regulares. Aunque no se dé cuenta del centímetro extra, intentarlo mantiene sus músculos sueltos y sus articulaciones lubricadas. Eso es bueno. Algo de actividad física siempre es mejor que nada de actividad.

Entonces, ¿qué hacer cuando intentar alcanzar el centímetro extra le causa demasiadas molestias? Recuerde que no intentar alcanzar el centímetro extra empeora las cosas. Los músculos que no reciben ejercicio se deterioran más rápidamente. La pérdida de músculo conduce a un cuerpo más débil que se vuelve más propenso a caídas y lesiones – algo que leyendo este libro se puede evitar.

Si siente molestias, evalúe *por qué* las siente. Si recibe el visto bueno de su médico, varias cosas podrían causar su malestar; no haberse estirado durante más de un año es una de ellas. Algunas personas que no estiran durante unos días se sentirán rígidas cuando lo intenten de nuevo. Sin embargo, cuanto más sistemáticamente estire, menos rigidez sentirá si se salta un día o dos.

Comprenda que el cuerpo hace cosas raras. Hoy, realizará todos los ejercicios sin ningún contratiempo. Mañana, también dará el 100 %, pero no conseguirá el mismo rendimiento: es normal. No deje que la frustración se adueñe de usted. Mantenga una actitud positiva.

Cuando hace ejercicio, su estado mental repercute siempre en su rendimiento. Por lo tanto, lleve una actitud mental alegre, optimista y positiva. Está a punto de ayudar a su cerebro a recibir un golpe extra de dopamina, que le hará sentirse mejor. También está a punto de ayudar a su cerebro a liberar endorfinas adicionales, que le alegrarán el día.

Beneficios de una actitud mental positiva

Una actitud mental positiva es una gran manera de superar los obstáculos físicos y mentales. Si se dice a sí mismo que puede completar nuestra serie de ejercicios sentado con pesas de 1/2 kg o nuestra desafiante rutina de abdominales, aumenta la probabilidad de que los complete: esa es la mitad de la batalla.

Una actitud mental positiva hace que hacer ejercicio sea más agradable. Antes de que la dopamina extra llegue al cuerpo y las endorfinas empiecen a flotar, necesita llegar a ese estado. Es necesario calentar el cuerpo y elevar el ritmo cardíaco para alcanzar las recompensas físicas y mentales del entrenamiento físico.

Además, una actitud mental positiva reduce la posibilidad de lesionarse durante estas actividades. Cuando se sumerge en la mejora de su equilibrio con alegría, su enfoque se agudiza. Centrarse en los resultados positivos de su sesión de sudor le ayuda a cosechar las recompensas de sus esfuerzos. Si pone su mente en estado de disfrutar del entrenamiento, trabajará durante los 30 minutos completos. Así, alcanzará sus hitos y objetivos más rápidamente.

Y lo que es más importante, una mentalidad positiva le mantiene motivado para seguir mejorando su equilibrio.

Motivación

Los profesionales médicos consideran que las personas mayores deben hacer ejercicio 150 minutos semanales. Puede dividir 150 minutos en sesiones de 30 min 5 veces por semana. Lo ideal es que realice una actividad física diaria, como caminar durante 30 minutos. Cuando añade ejercicio a su rutina de actividad física, cambia un poco las cosas.

Después de una sesión de ejercicio, puede que se sienta dolorido al día siguiente. Durante la sesión, puede que incluso sienta molestias en algunas zonas. Su cuerpo también se fortalecerá y mejorará su equilibrio. Hace falta motivación para hacer ejercicio casi a diario; hace falta una motivación adicional para mejorar las zonas físicas que están cansadas o desgastadas, o que no se han ejercitado antes.

Por lo tanto, una actitud positiva le ayuda a ejercitarse con constancia. Además, la combinación de ejercicio y actitud positiva mejora su salud mental.

Cómo el ejercicio mejora la salud mental

La población que envejece se enfrenta a adversidades de varias formas. Ya hemos hablado largo y tendido de las físicas, pero la *salud mental* es otra. Algunas afecciones mentales aparecen sin previo aviso y se convierten en dolencias para toda la vida, como la demencia. La buena noticia es que se pueden superar muchas otras dolencias de salud mental, como el deterioro cognitivo. La actividad física ayuda a las personas mayores a prevenir la depresión y los trastornos de ansiedad. Si hace ejercicio con un amigo o un grupo de compañeros, también puede evitar sentirse aislado.

Los CDC (Centros para el Control y la Prevención de Enfermedades) señalan que la depresión no forma parte del *proceso de envejecimiento*. Aunque se calcula que 19 millones de estadounidenses sufren algún tipo de depresión, las organizaciones tienden a prestar más atención a las personas mayores y a los signos de depresión porque esta población es más propensa a padecerla. Las personas mayores con al menos una enfermedad crónica experimentan más dolor y malestar. Por lo tanto, esta afección puede alcanzar su estado mental. Como ya se ha dicho, la depresión no se debe al proceso de envejecimiento, pero los efectos secundarios de ese proceso pueden conducir a la depresión. Los CDC señalan que es posible abordar y superar la depresión; es tratable.

Hacer ejercicio conduce a una mejor salud mental por varias razones. En primer lugar, mantiene su mente activa. Al igual que los músculos, el cerebro también requiere entrenamiento para mantenerse fuerte y lúcido. Al entrenar su cuerpo, también trabaja su cerebro. Algunas personas experimentan un mejor estado de ánimo, una reducción del estrés y un aumento de los niveles de energía después de una sesión de ejercicio. Si hace ejercicio de forma constante, notará que estos beneficios permanecen con usted. Así, mejorará su equilibrio y su salud mental.

Beneficios de un espacio mental positivo durante el ejercicio

Un espacio mental positivo durante el ejercicio previene lesiones y aumenta sus beneficios. Además, conseguirá mejores resultados. Se mantendrá motivado y disfrutará haciendo ejercicio de forma constante.

Algunas formas de mantener una actitud positiva en la vida son:

- Practicar la gratitud
- Seguir una dieta saludable
- Tener sentido del humor
- Centrarse en lo positivo
- Evitar la negatividad y a las personas negativas

Para mantener una actitud positiva mientras hace ejercicio, pruebe lo siguiente:

- Respirar correctamente
- Centrarse en un objetivo general
- Centrarse en los objetivos principales
- Disfrutando del subidón natural

• Recordando que se sentirá más fuerte

Si siente que necesita ayuda adicional para centrarse, siga leyendo. Hablamos de cómo el yoga beneficia su salud mental y cómo le ayuda a mejorar su equilibrio.

Capítulo 7: Yoga para principiantes

Se calcula que 33 millones de personas practican yoga de forma constante en Estados Unidos. Los beneficios de esta práctica están bien documentados. Y lo que es más importante, el yoga se encuentra entre las actividades físicas que pueden practicar niños, adultos y ancianos. Con algunas modificaciones, el yoga se convierte en un reto. Las diferentes modificaciones lo hacen fácil para las articulaciones, los músculos y las extremidades. Así, los mayores pueden mejorar su equilibrio y su salud mental incorporando el yoga a sus rutinas de actividad física.

Este capítulo cubrirá varias posturas de yoga adecuadas para las personas mayores, especialmente para los principiantes.

En primer lugar, hablemos de sus beneficios para las personas mayores.

¿Qué es el yoga?

El consenso general cree que el yoga se originó en el norte de la India hace casi 5.000 años. A lo largo de los años, el yoga ha evolucionado, pero la práctica ha mantenido su aspecto espiritual. Durante las sesiones, los instructores recordarán a los participantes que conecten el espíritu con el cuerpo.

La práctica también se ha dividido en subprácticas como vinyasa, bikram y hatha. Cada subpráctica se centra en una especialidad. Por ejemplo, el vinyasa también se conoce como yoga para el flujo. Los participantes fluyen de una postura a la siguiente sin interrupción. Los participantes también conectan su respiración con el movimiento; en el hatha yoga, la subpráctica hace hincapié en la respiración y después en los movimientos controlados.

El impulso del yoga hacia Occidente comenzó en el siglo XIX y se prolongó hasta el siglo XX. En la década de 1980 la práctica se extendió como la pólvora. Como ya se ha mencionado, el yoga mantiene un sólido arraigo entre los estadounidenses décadas después.

En resumen, el yoga conecta la mente y el cuerpo. Los practicantes de yoga pretenden conectar sus espíritus con sus cuerpos. No obstante, los instructores acogen en sus clases a alumnos de todos los niveles. Además, las personas mayores pueden practicar yoga desde la comodidad de su hogar y a su ritmo.

Cómo comenzar

Para comenzar su práctica de yoga, consulte primero a su médico de cabecera. Querrá obtener la luz verde de su médico, que puede proporcionarle algunas sugerencias. Puede que su médico le recomiende centrarse en posturas de pie que le ayuden a mejorar el equilibrio, como la postura del árbol. Su médico tiene acceso a su historial médico y también conoce su estado de salud actual. Los médicos siguen siendo un gran recurso para optimizar los ejercicios.

A continuación, prepárese para el yoga. Diríjase a su tienda favorita y compre una esterilla de yoga. La variedad disponible en el mercado ha crecido en los últimos años. Su tamaño estándar mide 61 cm de ancho. Luego, elija una longitud que oscile entre los 170 y 180 cm, usted decide. La esterilla proporciona amortiguación bajo sus pies, ya que se trata de una práctica descalza. La esterilla también proporciona tracción para sus pies. Si se enamora del yoga y decide practicar la versión más complicada, entenderá por qué es necesaria la tracción. El sudor profuso puede hacer que sus pies se vuelvan resbaladizos.

Los músculos débiles y/o doloridos son otra razón por la que necesita tracción. Cuando pase a la postura del guerrero, dependerá de los músculos de los muslos y las pantorrillas para sostener su peso y proteger los tobillos. A medida que mejore su equilibrio, le resultará más fácil lograr la tracción.

Para el yoga, evite llevar ropa holgada. Cuando se doble en la postura de la media luna o del perro cabeza abajo, la ropa le caerá sobre la cabeza o podría sentirse enredada en ella. En su lugar, busque ropa ajustada. Hay muchísima ropa para hacer yoga. Busque ropa que no constriña sus movimientos, como pantalones cortos de yoga y una camiseta de tirantes o una camiseta. En los estantes, también encontrará calcetines de yoga adecuados para los días fríos o para aquellos que necesitan ayuda adicional para conseguir tracción. Si le preocupa resbalarse, póngase un par. Sin embargo, los yoguis no llevan calcetines. Fortalecen sus cuerpos y mantienen las posturas descalzos.

Una vez que haya comprado su esterilla de yoga y su atuendo, estará listo para comenzar su práctica. Algunas personas asisten a clases. Otras utilizan DVD o clases digitales en línea, practicando en casa. Ya que ha cogido este libro, siga leyendo. Hemos incluido las mejores posturas para las personas mayores que buscan mejorar su equilibrio. ¡Es así de fácil!

Para comenzar la práctica, prepárese para comprometer su mente, espíritu y cuerpo mientras ejecuta cada postura.

¿Necesita equipamiento?

El yoga y las esterillas de yoga van de la mano. En caso de apuro, puede utilizar una toalla grande. Sin embargo, una esterilla no resbalará debajo de usted. Si debe utilizar una toalla, compruebe que no resbala antes de comenzar su práctica.

Es posible que haya oído hablar de los equipos de yoga, como los bloques y las correas. En la década de 1970, B. K. S. Iyengar introdujo el uso de accesorios de yoga: bloques y correas. Dada la larga historia de la práctica, el uso de accesorios es todavía bastante nuevo; por lo tanto, no son 100 % necesarios. La teoría en la que se basan los accesorios es que acercan el suelo al participante. En algunos casos, las correas permiten a los participantes ejecutar un estiramiento completo, aunque no puedan juntar las manos detrás de la espalda. En ese caso, es una ventaja tener correas a su disposición. Si opta por tomar equipos de yoga, evite utilizarlos como muletas. En su lugar, deberían ayudarle a facilitarle el camino para no necesitarlas más.

Antes de adquirir equipo, pruebe el yoga unas cuantas veces. Evalúe cómo se siente cuando adopta las posturas de torsión vertebral sentado, vaca y mariposa. Si algunas posturas le crean incomodidad o no puede absorber plenamente sus beneficios, entonces puede hacerse con accesorios de yoga. Utilícelos como ayudas y trabaje para mover su cuerpo hacia el suelo sin ellos.

Cómo mejora el yoga la salud mental

El yoga hace hincapié en la conexión entre la mente y el cuerpo. Por lo tanto, ayuda a crear claridad, atención plena y calma. Por extensión, el yoga ayuda a reducir el estrés, la ansiedad y el deterioro cognitivo. Por lo tanto, esta práctica ayuda a mejorar la salud mental. Algunas personas recurren al yoga para estirarse, mientras que otras lo hacen por sus capacidades curativas mentales. Por eso el yoga es un componente de los regímenes de ejercicios completos que ayudan a las personas mayores a mejorar su equilibrio.

Con el tiempo, las personas han desarrollado prácticas de yoga para tratar toda una serie de dolencias y afecciones. Por ejemplo, si tiene problemas para dormir, existe una práctica de yoga para abordarlo. Si siente molestias en la espalda, las articulaciones o las muñecas, puede encontrar fácilmente prácticas de yoga que las aborden. (¡También existen rutinas de yoga que buscan aquietar la mente!)

Algunas rutinas de yoga mantienen a los alumnos alejados de las zonas que experimentan demasiadas molestias. Otras ayudan a los alumnos a profundizar en ellas. Por ejemplo, la postura de la paloma se centra en las caderas y la zona lumbar. Es una postura desafiante que lleva tiempo ejecutar por completo. No obstante, los instructores ofrecerán variaciones de la postura para que los alumnos no se rindan. Después, los instructores pedirán a los alumnos que mantengan la postura entre 30 segundos y un minuto. La postura de la paloma abre lentamente los flexores de la cadera y también ayuda a los alumnos a lograr una mejor digestión. Algunos alumnos pueden rehuir esta postura, pero adentrarse en ella proporciona beneficios que merecen la pena. Adentrarse en la postura de la paloma ayuda a los estudiantes y a los mayores a lograr que la mente esté por encima de los asuntos. Una vez que salga de ella, se sentirá más fuerte física y mentalmente.

El yoga pone a prueba su fortaleza mental de forma segura. No hay riesgo de que accidentalmente se le caigan las pesas encima. Es posible permanecer en posturas de yoga durante un minuto con pocos riesgos para su persona. Por lo tanto, la mejora. El yoga también puede tranquilizar su mente.

El yoga difiere de la meditación. Por ejemplo, la meditación no requiere movimientos físicos; el yoga sí. El yoga combina el movimiento físico con la meditación. Una vez que encuentre una rutina que le guste, practíquela a diario. Con la rutina memorizada, realizará las posturas sin pensárselo dos veces. Entonces, podrá cerrar los ojos, vaciar la mente y meditar más profundamente. La meditación agudiza su concentración, enfoque y alegría, y todo ello mejora su salud mental.

Una vez que el yoga y el ejercicio formen parte de su vida diaria, notará que su autoestima también mejora.

Cómo mejora el yoga el equilibrio

El aspecto mental del yoga es tan importante como el físico. El yoga tiene un propósito: crear armonía entre la mente y el cuerpo. El yoga mejora el equilibrio a la vez que lo desafía, y toma la mente y el cuerpo. Utilicemos la postura del árbol como ejemplo.

La postura del árbol es una de las posturas de equilibrio de pie. Requiere que el practicante clave un pie en el suelo. Luego, levante el otro de él. Finalmente, colocará el pie en el lado de la rodilla opuesta ligeramente, creando un ángulo de 90 grados. Después, mantendrá la postura durante 30 segundos a 1 minuto. La postura del árbol supone un reto para algunas personas; si solo puede mantener el pie contra el tobillo opuesto durante 30 segundos sin caerse, es un comienzo. Con el tiempo, tendrá la fuerza física, el equilibrio y la capacidad mental para levantarla más alto y mantenerla más tiempo.

El yoga aborda la alineación. Si mantiene posturas con una mala alineación, sentirá la tensión. Así pues, el yoga mejora el equilibrio al mejorar la alineación y la postura. Para optimizar los resultados, deberá mantener las posturas durante al menos 30 segundos. La mayoría de los instructores piden a sus alumnos que mantengan cada postura durante al menos un minuto. Por lo tanto, el yoga mejora el equilibrio al abrir el cuerpo, como los flexores de la cadera, el pecho y los hombros. Además, fortalece los músculos. El equilibrio proviene de una masa muscular sana y de la fuerza. Mantener la postura de la montaña durante un minuto parece bastante fácil, pero debe *permanecer comprometido en la postura*. Apriete la espalda, mantenga el pecho en una posición orgullosa y libere la tensión de los hombros.

Si pierde la concentración durante el yoga, se caerá durante las posturas de pie. Por lo tanto, el yoga mejora el equilibrio enseñándole a permanecer en el momento. El estado de alerta, el enfoque y la concentración se trasladan a la vida diaria. La práctica constante le ayuda a detectar los riesgos y a tomar decisiones con mayor rapidez. Si tropieza mientras camina, tendrá menos probabilidades de caerse.

Por lo tanto, el yoga ayuda a mejorar el equilibrio fortaleciendo sus músculos, mejorando su salud mental y ayudando a su autoestima.

Ahora que ya tiene algunos conocimientos sobre la práctica del yoga, le resumimos 11 posturas de yoga que benefician a las personas mayores que desean mejorar su equilibrio.

Posturas de yoga para personas mayores

Comenzamos su práctica de yoga con posturas de pie. Después, le llevaremos al suelo. Para las posturas de pie, su posición inicial es con los pies juntos. Párese derecho con una ligera flexión en las rodillas para evitar bloquearlas. Coloque los brazos a los lados con los dedos apuntando hacia abajo sin tensión en ellos. Asegúrese de que hay espacio entre los hombros y las orejas liberando cualquier tensión en la zona del cuello. Inhale profundamente y exhale.

Comencemos.

Perro mirando hacia abajo

La postura de yoga por excelencia es el perro mirando hacia abajo. Proporciona varios beneficios para la salud y es una postura básica.

Comience con ambos pies plantados en el suelo y los brazos y las manos a cada lado.

Libere cualquier tensión en la zona de los hombros y el cuello.

Flexione la parte superior del cuerpo como si intentara tocarse los dedos de los pies.

Una vez que haya doblado las caderas todo lo que pueda, empiece a caminar con las manos hacia delante.

Su objetivo es estirarse hasta la posición de plancha.

Una vez que la alcance, no reposicione su cuerpo.

En lugar de ello, empuje las manos hacia fuera de modo que vuelva a flexionar las caderas.

Intente colocar los pies planos en el suelo y estire los brazos.

La cabeza se le meterá entre los brazos mientras intenta tocarse las orejas con los codos.

Mírese los pies a través de las piernas e intente alcanzar las axilas hacia las espinillas.

Mantenga esta posición durante 30 segundos. Tome aire profundamente por la nariz y exhálelo por las fosas nasales.

Para salir del perro mirando hacia abajo, lleve las manos hacia atrás, hacia los pies. Cuando casi o consiga tocar los dedos de los pies, levante el torso recto hacia arriba.

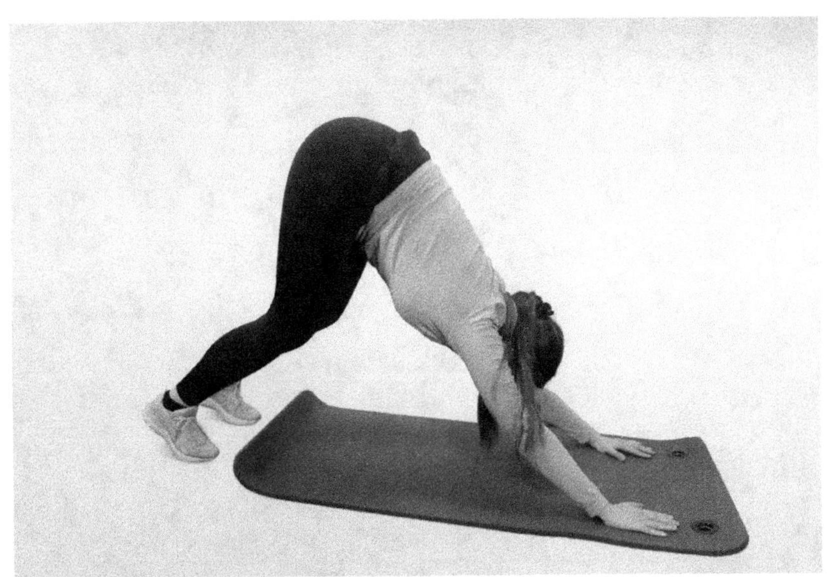

Postura de la montaña

Desde la posición inicial, cree un poco de espacio entre los pies: dos o tres cm serán suficientes.

Levante los dedos de los pies para poder separarlos.

A continuación, vuelva a apoyarlos en el suelo.

Reparta su peso uniformemente sobre los pies - evite apoyarse en los talones o en las puntas de los pies.

Cree energía desde los pies y deje que suba hasta su núcleo.

Mantenga los brazos y los hombros relajados.

A continuación, relaje la cabeza. Mantenga la postura durante 30 segundos.

Inhale profundamente por la nariz y exhale por las fosas nasales.

Para salir de la postura, vuelva a juntar los pies y relaje las extremidades.

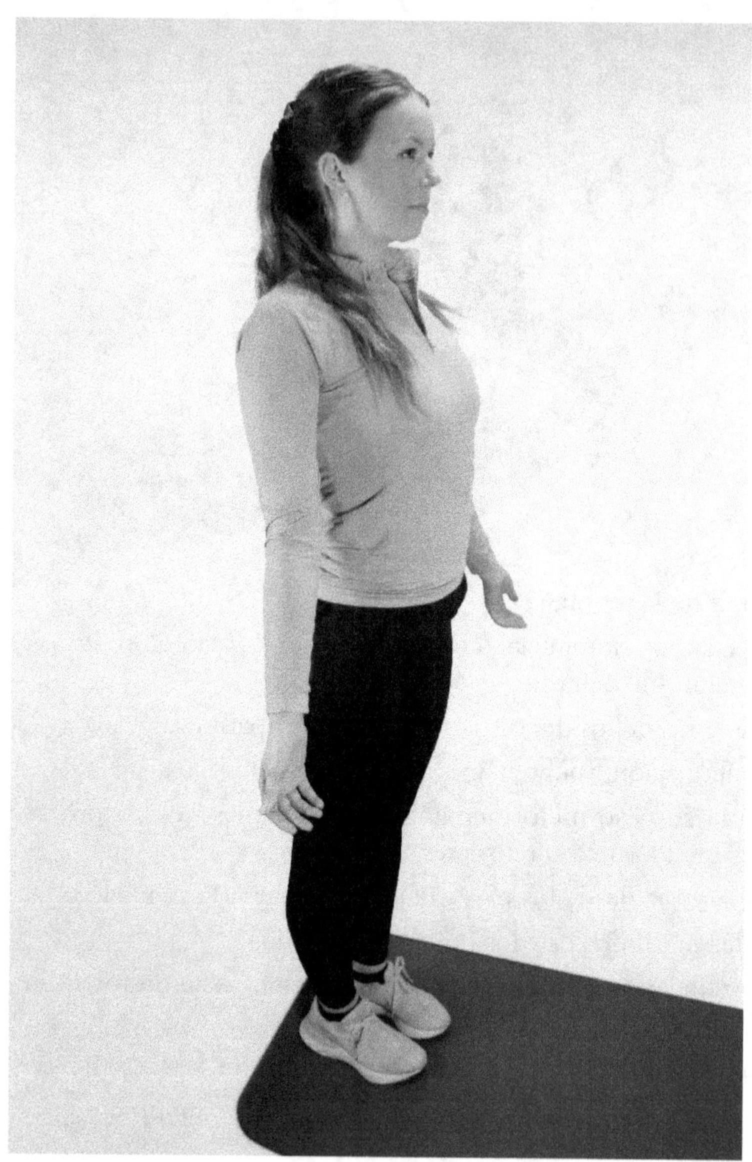

Postura del árbol

Ahora que ya conoce la postura de la montaña, puede pasar de la postura de la montaña a la del árbol.

Desde una postura de la montaña sólida, junte las manos en el pecho en posición de oración.

Cree tensión con los brazos: los necesitará para ayudarse a mantener el equilibrio.

A continuación, doble la rodilla derecha y levante el pie derecho del suelo.

Toque su pierna izquierda con el pie derecho.

Empiece colocando el pie derecho por encima del tobillo izquierdo.

Mantenga la posición durante 10 segundos.

Si no se vuelca, levante más el pie derecho y tóquese la pantorrilla izquierda. Mantenga la posición durante 10 segundos.

Su objetivo es tocar la rodilla izquierda con el pie derecho y mantener la posición durante 30 segundos sin volcarse.

Si comienza a inclinarse en una u otra dirección, utilice el muslo, la pantorrilla y el tobillo para volver a centrarse. Si la inclinación persiste, utilice los brazos para recentrarse.

Por último, utilice su fuerza mental para volver a una posición centrada y equilibrada.

Después de 30 segundos de mantener la posición, vuelva a apoyar el pie derecho en el suelo. Vuelva a la postura de la montaña y prepárese para levantar el pie izquierdo del suelo.

Doble la rodilla izquierda y levante el pie izquierdo del suelo.

Toque la pierna derecha con el pie izquierdo por encima del tobillo y mantenga la posición durante 10 segundos.

Si no se vuelca, eleve más el pie izquierdo.

Toque la pantorrilla derecha con el pie izquierdo y mantenga la posición durante 10 segundos.

Si no se ladea, eleve más el izquierdo y toque con él la rodilla derecha.

Mantenga la posición durante 30 segundos.

Recuerde respirar.

Tome aire profundamente cada vez que levante el pie y suéltelo después de colocarlo sobre la pierna contraria.

Si siente que puede volcarse, tome un respiro profundo y suéltelo lentamente.

Después de 30 segundos, vuelva a colocar el pie izquierdo en el suelo. Vuelva a la postura de la montaña y suéltela.

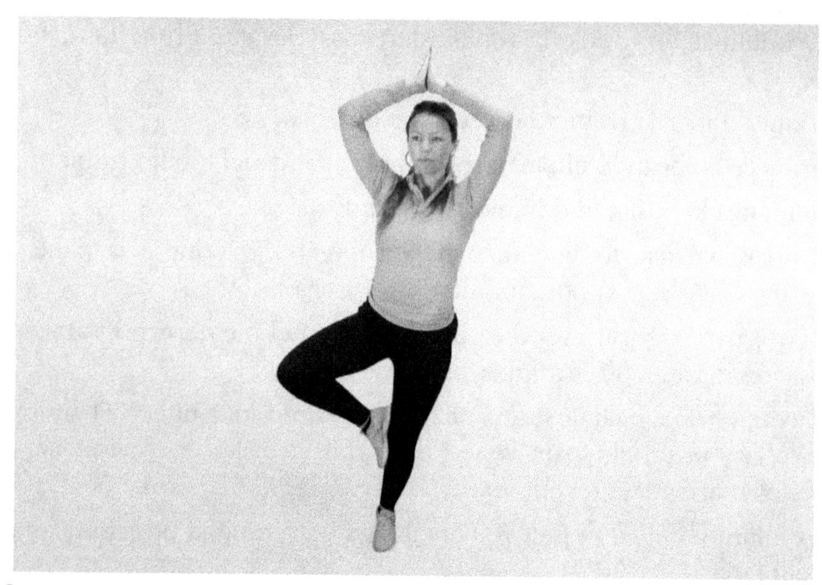

Guerrero II

La postura del guerrero tiene cinco posiciones en el yoga. Nos centraremos en el guerrero II y el guerrero inverso.

Desde la posición inicial, tome aire y extienda la pierna derecha hacia delante.

Exhale y compruebe su postura.

Ahora, mueva el pie izquierdo de modo que quede paralelo a la parte posterior de la esterilla de yoga.

Apunte con el pie derecho hacia delante.

Gire el torso para mirar hacia el lado izquierdo de la habitación.

Mire hacia delante.

Lleve los brazos a la altura de los hombros, apuntando con la mano derecha hacia el frente de la habitación y con la izquierda hacia atrás.

Húndase más en la zancada.

Mantenga la posición durante 30 segundos, acordándose de seguir respirando y exhalando.

Haga una última inhalación y lleve la pierna derecha a la posición inicial en la exhalación.

Suelte los brazos a los lados.

Ahora, tome aire y láncese hacia delante con la pierna izquierda.

Exhale y compruebe su postura.

Mueva el pie derecho de modo que quede paralelo a la parte posterior de la esterilla de yoga.

Apunte con el pie izquierdo hacia delante.

Gire el torso y mire hacia el lado derecho de la habitación. Mire hacia delante.

Lleve los brazos a la altura de los hombros, apuntando con la mano izquierda hacia el frente de la habitación y con la izquierda hacia atrás.

Húndase más en la zancada.

Mantenga la posición durante 30 segundos, acordándose de seguir respirando y exhalando.

Haga una última inhalación y lleve la pierna izquierda a la posición inicial en la exhalación.

Suelte los brazos a los lados.

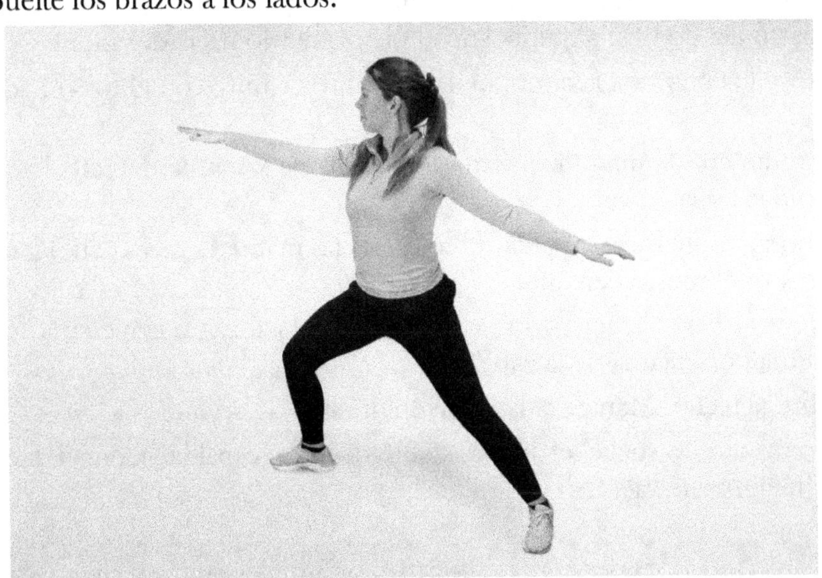

Guerrero inverso

Desde la posición inicial, tome aire y extienda la pierna derecha hacia delante.

Exhale y compruebe su postura.

Mueva el pie izquierdo de modo que quede paralelo a la parte posterior de la esterilla de yoga. Apunte con el pie derecho hacia delante.

Lleve los brazos a la altura de los hombros y mire con el torso hacia el frente.

Apunte con la mano derecha hacia delante y con la izquierda hacia el fondo de la sala.

Ahora, arquee la espalda y coloque la mano izquierda en la parte posterior de la derecha.

Lleve el brazo derecho por encima de la cabeza y cuelgue la mano derecha por encima de la cabeza.

Mire al techo.

Mantenga la posición durante 30 segundos.

Tome aire y suelte el brazo derecho y la espalda. Con el mismo movimiento, vuelva a la posición inicial.

A continuación, tome aire y extienda la pierna izquierda hacia delante.

Exhale y compruebe su postura.

Mueva el pie derecho de modo que quede paralelo a la parte posterior de la esterilla de yoga. Apunte con el pie izquierdo hacia delante.

Lleve los brazos a la altura de los hombros y mire con el torso hacia el frente.

Apunte con la mano izquierda hacia delante y con la derecha hacia el fondo de la sala.

Ahora, arquee la espalda y coloque la mano derecha en la parte posterior del muslo derecho.

Lleve el brazo izquierdo por encima de la cabeza y cuelgue la mano izquierda por encima de la cabeza.

Mire al techo. Mantenga la posición durante 30 segundos.

Tome aire y suelte el brazo izquierdo y la espalda. Con el mismo movimiento, vuelva a la posición inicial.

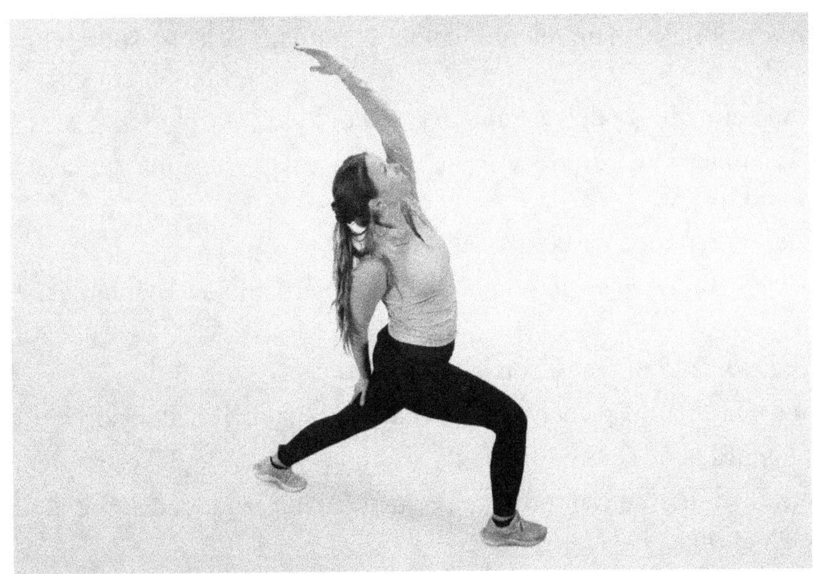

Cuando se sienta cómodo con el guerrero II y el guerrero inverso, fluya de uno a otro en lugar de reajustarse.

Ahora, pasemos al suelo.

Las posturas de yoga en el suelo no ponen a prueba su equilibrio. En su lugar, liberan su espalda, flexores de cadera y piernas. Utilice la torsión espinal, la postura de la mariposa y la postura del cadáver al final de su práctica de yoga para enfriarse. La mayoría de los instructores utilizan las posturas de gato-vaca para calentar a sus alumnos.

Después, incorporan las posturas de la esfinge y la cobra dentro de la práctica.

Torsión espinal sentado

Siéntese en su esterilla de yoga y cruce las piernas.

Tome aire y estire los brazos por encima de la cabeza, formando una V.

Ahora, bájelos hasta tocar el suelo.

Exhale y toque el suelo con la mano derecha directamente delante de usted.

Toque el lado izquierdo con la mano izquierda.

Utilice las manos para ayudarse a girar la espalda hacia el lado izquierdo. Mantenga la posición durante 20 segundos y disfrute del estiramiento.

Para mejorar el estiramiento, coloque la mano derecha sobre el muslo izquierdo y tire.

Tome aire y salga del estiramiento soltando los brazos.

A continuación, respire y estire los brazos por encima de la cabeza, formando una V.

Bájelos de nuevo hasta tocar el suelo.

Exhale y toque el suelo con la mano izquierda directamente delante de usted.

Toque el lado derecho con la mano derecha.

Utilice las manos para ayudarse a girar la espalda hacia el lado derecho.

Mantenga la posición durante 20 segundos y disfrute del estiramiento.

Si observa que se estira más, coloque la mano izquierda sobre el muslo derecho y tire.

Tome aire y salga del estiramiento soltando los brazos.

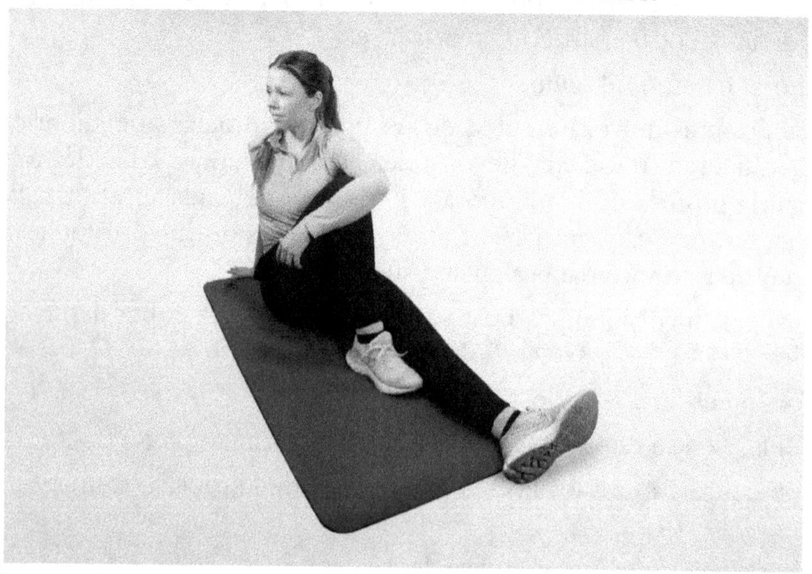

Postura de la vaca

Colóquese a cuatro patas sobre su esterilla de yoga.

Forme una tabla con la espalda.

Compruebe su postura asegurándose de que ha alineado los hombros sobre las muñecas y las caderas sobre las rodillas.

A continuación, enderece la espalda.

Ahora, respire y arquee la espalda hacia el techo.

Doble la cabeza en el arco, acerque el ombligo a la columna y meta la espalda.

Mantenga la posición durante 15 segundos. Siga respirando y exhalando. Exhale una vez más y suelte el estiramiento.

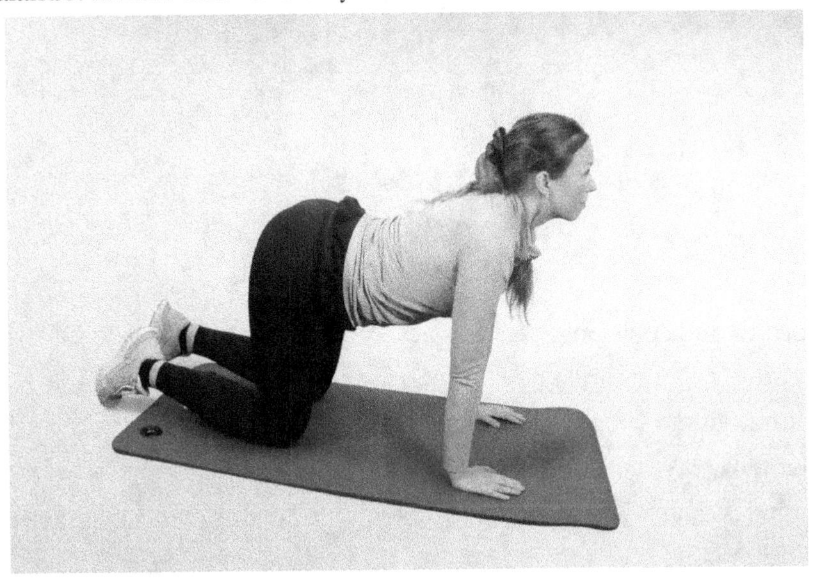

Postura del gato

Colóquese a cuatro patas sobre su esterilla de yoga.

Forme una tabla con la espalda.

Compruebe su postura asegurándose de que ha alineado los hombros sobre las muñecas y las caderas sobre las rodillas.

A continuación, enderece la espalda.

Ahora, tome aire y arquee la espalda hacia el suelo. Mire al techo e intente tocar la nuca con la espalda.

Mantenga la posición durante 15 segundos y disfrute del estiramiento.

Siga inhalando y exhalando. Exhale una vez más y libere el estiramiento.

Cuando domine las posturas del gato y la vaca, puede pasar de una a otra un total de 4 veces cada una.

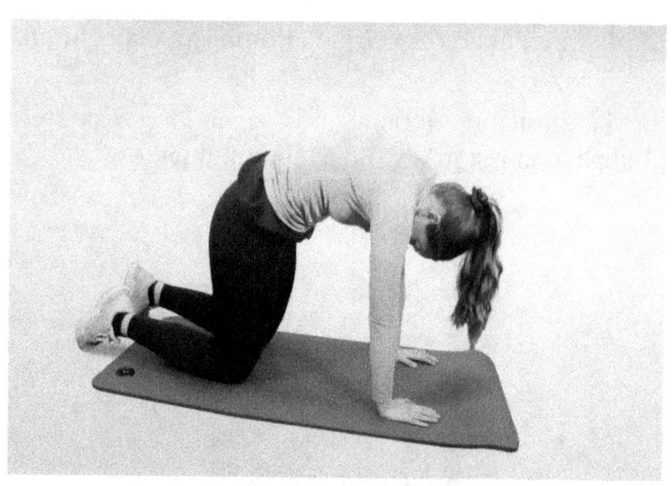

Postura de la mariposa

Siéntese en su esterilla de yoga con las piernas cruzadas.

Ahora, mueva los pies de forma que se toquen.

Mantenga las piernas abiertas.

Junte las manos sobre los pies y coloque los codos en la cara interna de los muslos.

Empuje hacia abajo las cosas y acerque los pies al cuerpo.

Sienta el estiramiento y mantenga la posición durante 30 segundos.

Siga inhalando y exhalando.

Salga de la postura volviendo a la posición de piernas cruzadas o estire las piernas hacia delante.

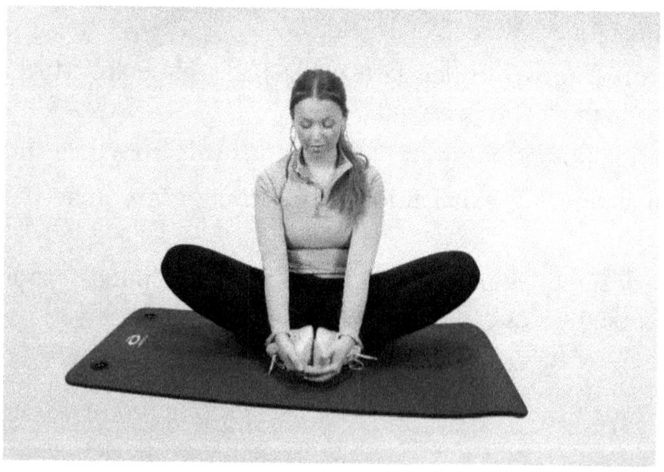

Postura del cadáver

Para la postura del cadáver, acuéstese boca arriba sobre su esterilla de yoga.

Cierre los ojos y deje que sus extremidades se relajen.

Mantenga esta postura durante un minuto y deje que su respiración se ralentice de forma natural.

Es una forma estupenda de relajarse al final de una práctica de yoga.

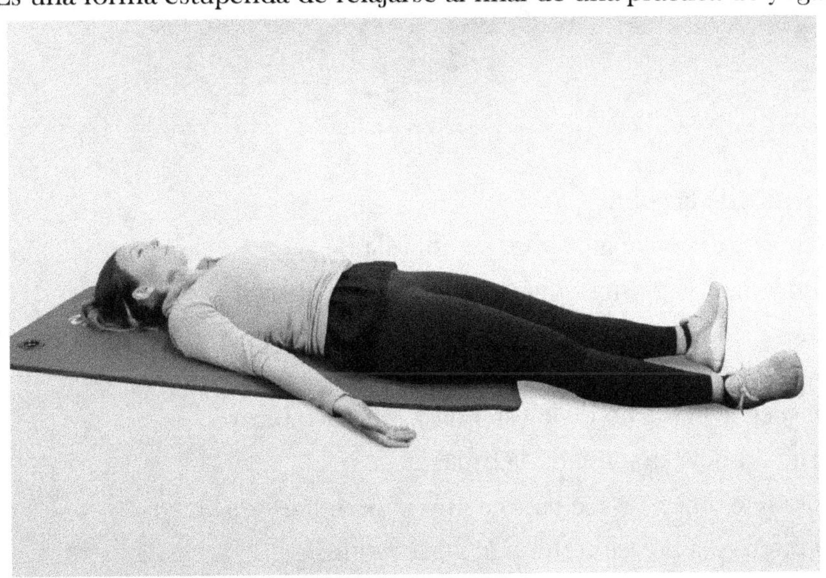

Postura de la esfinge

Acuéstese boca abajo sobre su esterilla de yoga.

Mantenga las piernas juntas y los brazos a los lados.

Ahora, respire y doble los codos a los lados.

Coloque los antebrazos sobre la esterilla y exhale.

Levante el pecho de la esterilla.

Levante el pecho solo hasta donde se lo permitan los antebrazos.

Deben permanecer sobre la esterilla.

Mantenga la posición durante 20 segundos. Siga inhalando y exhalando.

Tome una respiración más y baje el pecho de nuevo a la esterilla en la exhalación.

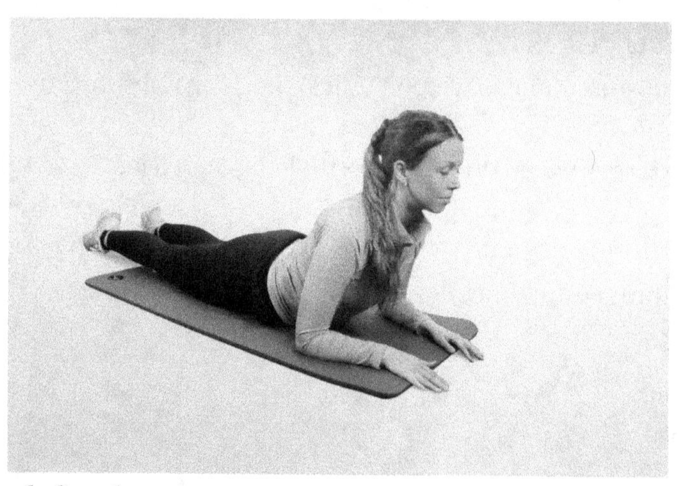

Postura de la cobra

Acuéstese boca abajo sobre su esterilla de yoga.

Mantenga las piernas juntas y los brazos a los lados.

Ahora, tome aire y coloque las manos firmemente sobre la esterilla, con las palmas hacia abajo.

Despegue el pecho de la esterilla y estire los brazos.

Evite arquear demasiado la espalda.

Solo necesita estirarse tanto como le permitan sus brazos.

Mantenga la posición durante 20 segundos.

Siga inhalando y exhalando.

Tome una vez más aire y suelte la posición al exhalar para volver a la posición inicial.

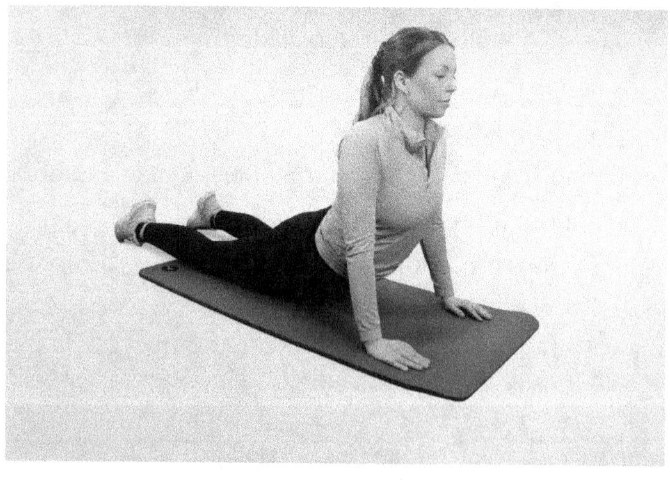

Ahora echaremos un vistazo a los ejercicios de equilibrio avanzados que puede probar en su viaje hacia la mejora del equilibrio.

Capítulo 8: Ejercicios avanzados de equilibrio

El equilibrio sólido, la fuerza y el bienestar mental requieren un mantenimiento diario. Puede tomarse un día libre aquí y allá, pero debe seguir mejorando su equilibrio. En su camino, no está de más explorar diferentes recursos para mantenerlo. Por ejemplo, puede que usted sea capaz de realizar ejercicios de equilibrio avanzados. Sin embargo, ha cogido este libro para obtener nuevas ideas. Los que se inician como principiantes también se benefician de este capítulo; pueden tener algo más en lo que trabajar.

En el capítulo 4 mostramos los ejercicios en posición sentada y con peso. Ahora, los mejoraremos un poco. En lugar de sentarse, realícelos de pie. El capítulo 8 se centra en ejercicios que supondrán un reto para las personas mayores con flexibilidad, fuerza y equilibrio avanzados. También ofrece a los principiantes objetivos por los que esforzarse.

Las personas mayores se benefician de los ejercicios con pesas, al igual que los atletas profesionales y los adultos jóvenes. Antes de completar ejercicios de entrenamiento con pesas, consulte con su médico de cabecera. Es posible que su médico le recomiende completar los ejercicios básicos de musculación con pesas ligeras. Además, puede realizar estos ejercicios con alternativas, como botellas de agua y alimentos enlatados. Si recibe luz verde para entrenar con pesas, su objetivo es añadir resistencia a los ejercicios básicos. Algunos caminantes añaden pesas de 1/2 kg a cada mano. La combinación de la resistencia añadida, la marcha y el movimiento de los brazos ayuda a las personas a elevar su ritmo cardíaco, quemar calorías adicionales y fortalecer su cuerpo.

Antes de empezar estos ejercicios, pruebe la cantidad de peso que va a utilizar. Querrá desafiarse a sí mismo sin causar un esfuerzo innecesario ni despertarse excesivamente dolorido al día siguiente.

Este capítulo tiene en cuenta que algunas personas mayores desean renovar sus regímenes de ejercicio. Buscan nuevas ideas. Por ello, se las ofrecemos. Para los principiantes, entrénese con los otros capítulos hasta que pueda manejar con seguridad los siguientes movimientos desafiantes.

Entrenamiento de fuerza y mejora del equilibrio

Tanto si utiliza fruta enlatada como pesas de 1/2 kg para oponer resistencia, el entrenamiento de fuerza forma parte de una rutina de ejercicios completa para las personas mayores que intentan mejorar y mantener el equilibrio.

Ejercicios de pesas de pie

Cada uno de los siguientes movimientos se realiza de pie. La posición inicial para cada uno es con los pies separados a la anchura de las caderas y las rodillas ligeramente flexionadas. Los brazos cuelgan a los lados con pesas, latas de fruta o botellas de agua en cada mano. Libere cualquier tensión de su cuello y hombros. Cree suficiente tensión en las piernas, el torso y la espalda para mantenerse erguido. Una postura correcta le asegura que no tensa ninguna parte de su persona.

Curl de brazos

Desde la posición inicial, gire las palmas de las manos para mirar al frente.

Ahora, tome aire y suéltelo.

Al soltarlo, curve el brazo derecho doblando el codo.

Lleve la pesa al encuentro de su hombro derecho sin tocarlo.

Tome aire.

Exhale y suelte el brazo derecho volviendo a la posición inicial.

Repita la secuencia un total de 8 veces en el lado derecho.

Ahora, cambie al brazo izquierdo.

Desde la posición inicial, gire las palmas de las manos para mirar al frente.

Ahora, tome aire y suéltelo.

Al soltarlo, curve el brazo izquierdo doblando el codo.

Lleve la pesa al encuentro de su hombro izquierdo sin tocarlo.

Tome aire.

Exhale y suelte el brazo izquierdo de vuelta a la posición inicial.

Repita la secuencia un total de 8 veces en el lado izquierdo.

Hágalo más desafiante curvando ambos brazos simultáneamente un total de 8 veces.

Otra opción es alternar los brazos:

Desde la posición inicial, gire las palmas de las manos para mirar al frente.

Ahora, tome aire y suéltelo.

Al soltarlo, curve el brazo derecho.

Lleve la pesa al encuentro de su hombro derecho sin tocarlo.

Tome aire y suéltelo.

Al soltarlo, curve el brazo izquierdo hasta que se encuentre con el hombro izquierdo sin tocarlo.

Simultáneamente, suelte el brazo derecho.

A continuación, tome aire de nuevo y exhale.

Al exhalar, doble el brazo derecho hasta que se encuentre con el hombro derecho sin tocarlo. Simultáneamente, suelte el brazo izquierdo.

Continúe el proceso hasta completar 8 curls en los brazos derecho e izquierdo.

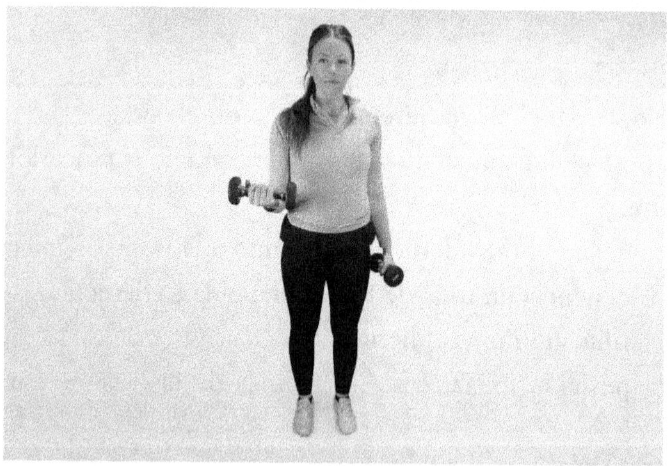

Peso muerto con mancuernas

Desde la posición inicial, compruebe que sujeta bien las pesas en cada mano.

Junte las manos de modo que las pesas se toquen ligeramente a los lados. Ahora, tome aire y suéltelo.

Al soltarla, gire hacia delante desde la cintura.

Baje las manos como si fuera a tocarse los dedos de los pies.

Mientras baja, mantenga las pesas cerca de las piernas como si fuera a tocarlas.

Mantenga una ligera flexión en las rodillas.

Mantenga la espalda recta. Apriete el trasero.

Mantenga la posición flexionada durante tres segundos.

Tome aire y suéltelo.

Al soltar, vuelva a la posición inicial con un movimiento rápido.

Repita el movimiento un total de 8 veces.

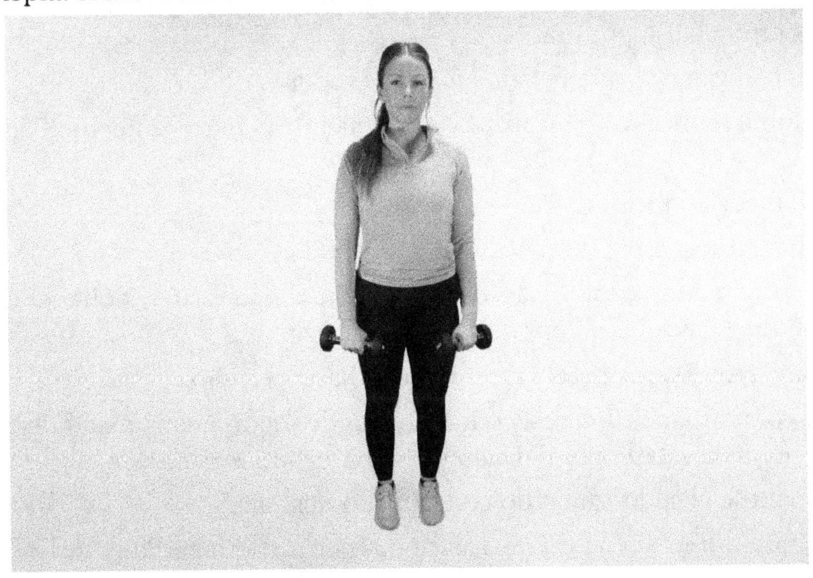

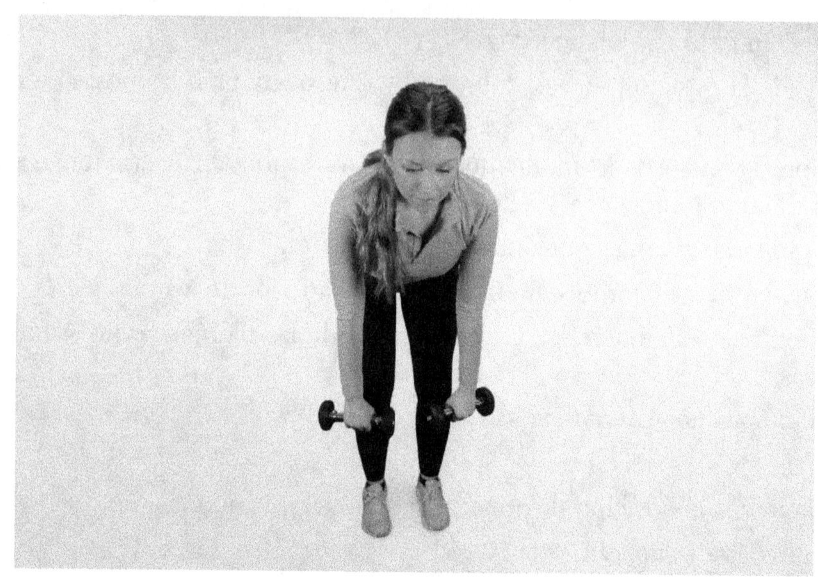

Extensión de tríceps con mancuernas

Desde la posición inicial, coloque la pesa en la mano izquierda.

Compruebe su postura.

Mantenga una ligera flexión en ambas rodillas.

Ahora, tome aire. En la exhalación, extienda el brazo izquierdo hacia el techo.

Manténgalo recto.

Mantenga la espalda recta.

A continuación, tome aire de nuevo. En la exhalación, doble el codo izquierdo y baje el peso por detrás de la cabeza.

Para apoyarse, estire el brazo derecho hacia el techo.

A continuación, doble el codo derecho de modo que la mano derecha caiga sobre la cabeza por delante del brazo y codo izquierdos.

Tóquese el codo izquierdo con la mano derecha.

Ahora, tome aire. En la exhalación, vuelva a levantar la pesa hacia el techo.

Complete un total de 8 repeticiones.

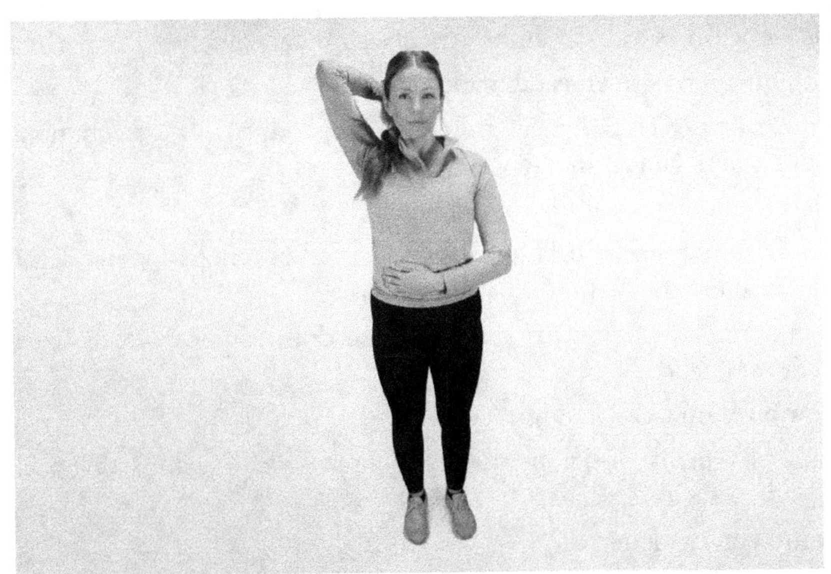

Para salir de la extensión de tríceps con mancuernas, suelte ambos brazos y vuelva a la posición inicial.

Pasemos al lado izquierdo.

Cambie el peso de la mano izquierda a la derecha.

Mantenga una ligera flexión en ambas rodillas.

Ahora, tome aire. En la exhalación, extienda el brazo derecho hacia el techo.

Manténgalo recto.

Mantenga la espalda recta.

A continuación, tome aire de nuevo. En la exhalación, doble el codo derecho y baje el peso por detrás de la cabeza.

Para apoyarse, estire el brazo izquierdo hacia el techo.

A continuación, doble el codo izquierdo de modo que la mano izquierda caiga sobre la cabeza por delante del brazo y codo derechos.

Tóquese el codo derecho con la mano izquierda.

Ahora, tome aire. En la exhalación, vuelva a levantar la pesa hacia el techo.

Complete un total de 8 repeticiones.

Para salir de la extensión de tríceps con mancuernas, suelte ambos brazos y vuelva a la posición inicial.

Otra opción es trabajar ambos tríceps simultáneamente:

Coloque una pesa en cada mano.

Desde la posición inicial, doble ambas rodillas, gire ligeramente la cintura hacia delante y mantenga la espalda recta.

Lleve cada mano a los lados del pecho.

Ahora, tome aire. En la exhalación, extienda ambos brazos detrás de usted a la altura de los hombros si es posible.

Tome aire de nuevo. En la exhalación, doble ambos brazos hacia los lados de su pecho.

Complete un total de 8 repeticiones.

Para salir de la posición, suelte los brazos de los lados del pecho y vuelva a la posición inicial.

Remo con mancuernas

Desde la posición inicial, asegúrese de tener una pesa en cada mano.

Flexione ligeramente las rodillas y gire la cintura hacia delante.

Mantenga la espalda recta.

Deje que los brazos cuelguen delante de usted.

Alinéelos con los hombros.

Ahora, tome aire y suéltelo.

Al soltar, levante ambos brazos hacia el pecho doblando los codos.

Mantenga los codos pegados al cuerpo.

Tome aire de nuevo y exhale.

En la exhalación, suelte ambos brazos.

Repita la secuencia 8 veces.

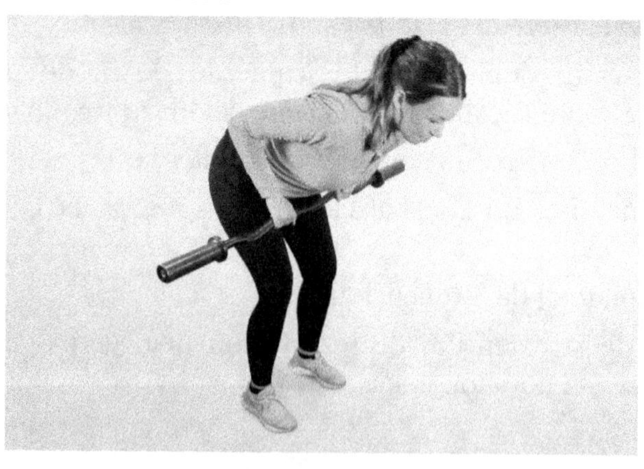

Press por encima de la cabeza

Desde la posición inicial, asegúrese de tener una pesa en cada mano.

Flexione ligeramente las rodillas. Ahora, tome aire y suéltelo.

En la liberación, levante ambos brazos por encima de su cabeza.

En la elevación, mantenga los brazos cerca de la cabeza.

Cuando llegue arriba, sus brazos deben tocar ligeramente sus orejas. Además, las pesas deben tocarse ligeramente en la parte superior.

Para salir de la posición, tome aire y exhálelo.

Al exhalar, suelte los brazos y vuelva a la posición inicial.

Repita el ejercicio 8 veces.

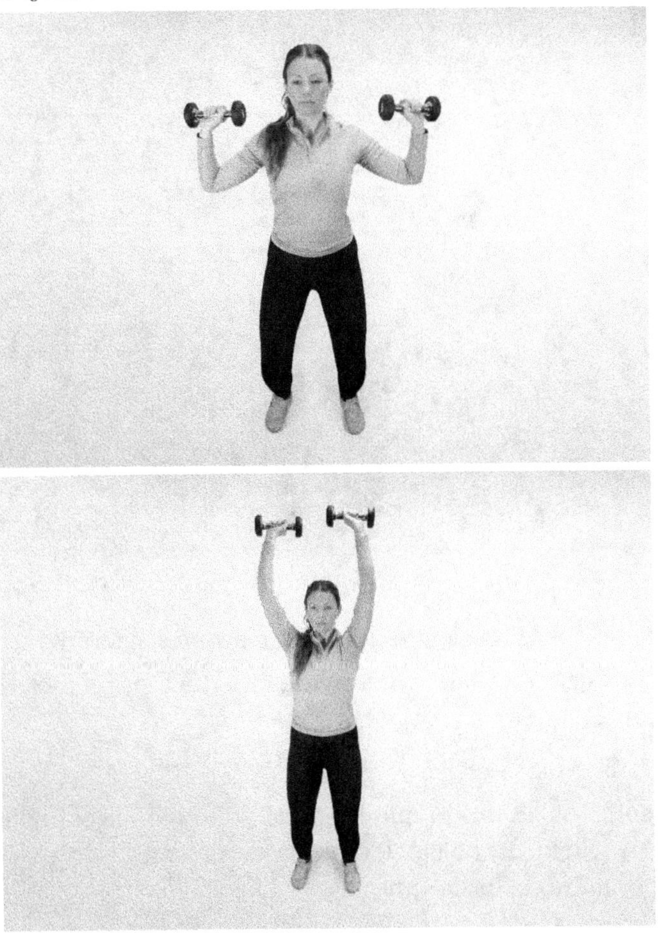

Elevación frontal

Desde la posición inicial, asegúrese de tener una pesa en cada mano.

Flexione ligeramente las rodillas.

Mantenga la espalda recta.

Junte las manos de modo que las pesas se toquen ligeramente.

Ahora, tome aire y suéltelo.

Al soltarlo, eleve ambos brazos todo lo que pueda sin sobrepasar la altura de los hombros.

Una vez que alcance una altura cómoda, tome aire y exhálelo.

En la exhalación, baje ambos brazos a la posición inicial.

Repita el ejercicio 8 veces.

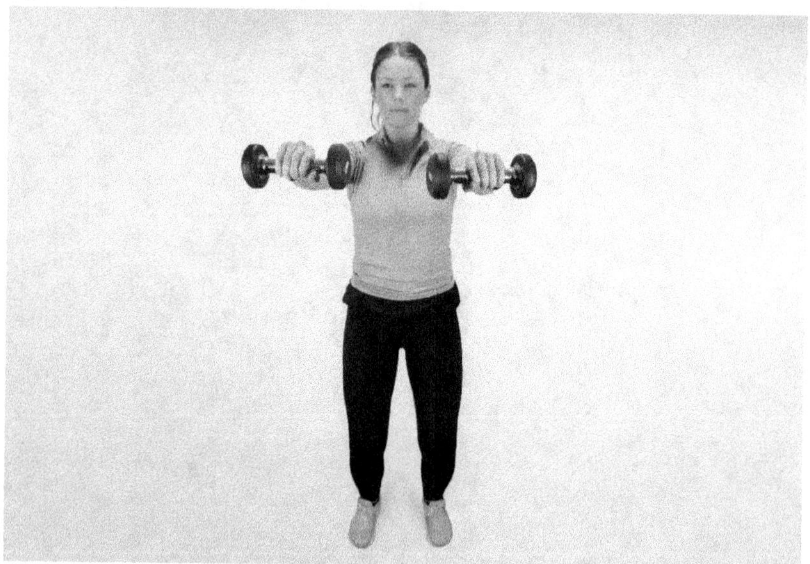

Si ambos brazos le resultan demasiado exigentes, altérnelos.

Desde la posición inicial, asegúrese de tener una pesa en cada mano.

Flexione ligeramente las rodillas.

Mantenga la espalda recta.

Junte las manos de modo que las pesas se toquen ligeramente. Ahora, tome aire y suéltelo. Al soltar, levante la derecha todo lo que pueda sin sobrepasar la altura de los hombros.

Tome aire y exhale.

En la exhalación, baje el brazo derecho a la posición inicial y levante el izquierdo sin sobrepasar la altura del hombro.

Repita la secuencia 8 veces.

Otra opción es centrarse en un brazo cada vez. Levante el brazo derecho 8 veces. Después, levante el brazo izquierdo 8 veces.

Sentadilla con mancuernas

Convirtamos la sentadilla con mancuernas en un ejercicio compuesto, que se encuentra entre los mejores para fortalecer el cuerpo y mejorar el equilibrio.

Desde la posición inicial, asegúrese de tener una pesa en cada mano.

Flexione ligeramente las rodillas.

Mantenga la espalda recta.

Libere cualquier tensión de la zona del cuello y los hombros.

Junte las manos de modo que las pesas se toquen ligeramente a los lados.

Ahora, tome aire y suéltelo.

Al soltar, doble las rodillas y póngase en cuclillas.

Apriete el trasero.

No deje que las rodillas sobrepasen los dedos de los pies.

Evite arquear la espalda o inclinarse hacia delante.

Mantenga la sentadilla durante tres segundos.

Después, tome aire y exhálelo.

En la exhalación, vuelva a la posición inicial.

Repita el movimiento un total de 8 veces.

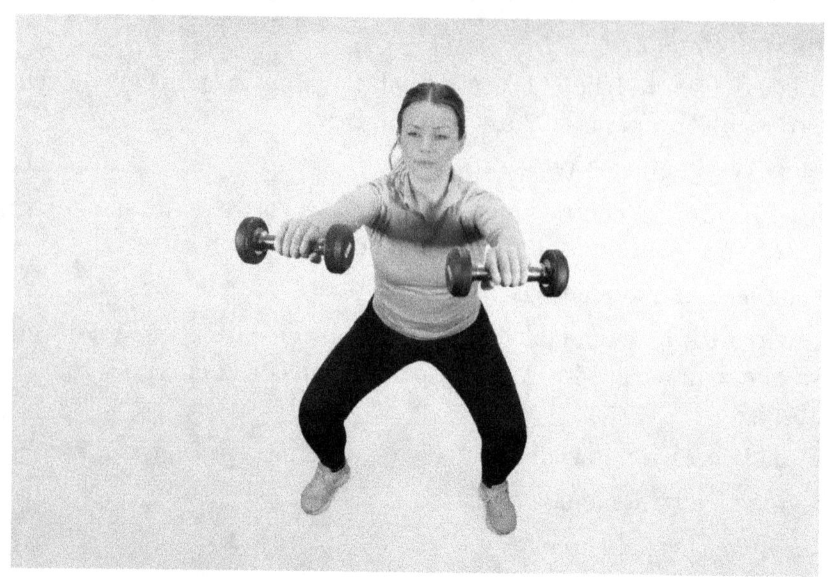

Ahora, hagámoslo más desafiante:

Desde la posición inicial, prepárese para ponerse en cuclillas.

Desde la posición en cuclillas, saldrá de ella y levantará los brazos por encima de la cabeza con un movimiento rápido. Tome aire y suéltelo.

Al soltarlo, levante el cuerpo y los brazos por encima de la cabeza.

A continuación, tome aire de nuevo y exhálelo.

En la exhalación, baje los brazos y doble las rodillas de modo que se ponga en cuclillas en un movimiento rápido.

Repita la secuencia un total de 8 veces.

También puede realizar el ejercicio anterior con una banda de resistencia ligera. Si no tiene una, compre una en su tienda favorita. Las bandas de resistencia resultan útiles para los ejercicios en equipo. También lo son los balones medicinales ligeros y los balones de equilibrio. Exploremos algunos ejercicios en equipo en el capítulo 9.

Capítulo 9: Se necesitan dos - Ejercicios en equipo

Las amistades y las relaciones se vuelven más importantes en la tercera edad. Aunque las estadísticas muestran que las personas mayores no experimentan más depresión que sus homólogos más jóvenes, los mayores corren el riesgo de padecer otros problemas de salud mental. Por ejemplo, pueden sentirse aislados o solos.

Una forma de alejar los sentimientos de soledad y aislamiento y de mantener un buen equilibrio es reclutar a uno o varios amigos que hagan ejercicio con usted.

Algunas comunidades ofrecen clases en grupo en los centros de mayores y centros recreativos locales. Cuando no haya ninguna clase en grupo disponible (o usted no pueda asistir), invite a un amigo a su casa o diríjase a la suya. También puede dirigirse a un parque local y disfrutar del sol con su sesión de ejercicio en equipo.

Beneficios de encontrar un compañero de ejercicio

La vida es una serie de ciclos, y los ciclos contribuyen a la soledad y el aislamiento que las personas mayores pueden experimentar en sus últimos años. Lo normal es que sus hijos se muden de casa y comiencen sus propias vidas. Sin embargo, cuando lo hacen, tienen menos tiempo para visitarles. Además, es posible que su pareja fallezca antes que usted, al igual que sus amigos.

Los beneficios de encontrar un compañero de ejercicio son muchos. Principalmente, cada uno tiene a alguien que apoya al otro. Pueden animarse y alentarse mutuamente. Después de sus sesiones de ejercicio, también pueden compartir algunas risas, comidas y conversaciones.

Desafíense y apóyense mutuamente

Es muy fácil volverse complaciente y pasar por los movimientos del ejercicio. Si puede levantar los brazos por encima de la cabeza, puede sentir que eso es suficiente. Sin embargo, los músculos también necesitan tensión. Su objetivo es seguir mejorando y evitar estancarse. Por lo tanto, un compañero de ejercicio le supone un reto.

Compartir ideas

A una sola persona se le pueden ocurrir ideas. Con dos personas, pueden intercambiarlas entre sí. Estas ideas no tienen por qué centrarse en el ejercicio. Quizá esté buscando nuevas recetas o esté pensando en cambiar de proveedor de seguros. Gracias a su mayor poder cerebral y capacidad mental, puede mantener estas conversaciones con su compañero de ejercicio. Ellos pueden hacerle sugerencias o decirle algo que lleve a una solución.

Conexión social

Los seres humanos siguen siendo criaturas sociales y necesitan la interacción con los demás. Muchas personas mayores se unen a grupos y clubes para poder tener esa conexión social. Otros se mudan a comunidades de jubilados para que la conexión social esté siempre a su disposición. Otra opción es visitar el centro de mayores de su comunidad. Los mejores ofrecen comidas, interacción con los demás y varias actividades en las que participar.

El ejercicio en pareja lo hace más divertido

Que el ejercicio sea divertido o no depende de la perspectiva de la persona. Para los atletas profesionales, el ejercicio es trabajo. Probablemente lo disfrutan porque el ejercicio mejora su rendimiento y su potencial para obtener ingresos. Algunos aficionados se toman el ejercicio en serio porque es su camino para ganar pruebas o allanar su camino a las Olimpiadas.

Algunas personas comunes también se toman el ejercicio en serio. Tienen un objetivo en mente y quieren alcanzarlo. Por ejemplo, antes de que llegue el verano, quieren estar estupendos en traje de baño. Los que viven en zonas soleadas saben que la temporada de trajes de baño dura todo el año. Por lo tanto, no hay tiempo libre.

Una vez que llegue a sus años dorados, puede seguir teniendo objetivos de este tipo. Después de años criando familias, trabajando y siendo miembros de su comunidad, la mayoría de los mayores simplemente quieren disfrutar del resto de sus vidas, y el ejercicio es una actividad agradable. Incluso si quiere mejorar su equilibrio, puede disfrutar del proceso.

Los ejercicios en equipo ayudan a motivar a los socios. Por eso, ¡el ejercicio en pareja lo hace más divertido!

Veamos algunos ejercicios que puede disfrutar con un compañero.

Puede realizar todos estos ejercicios sin ningún tipo de equipamiento. Para aumentar la intensidad, le recomendamos que se haga con un balón medicinal ligero o un balón de estabilidad grande. Una banda de resistencia también hará que algunos de los ejercicios sean más desafiantes y divertidos.

La posición inicial para cada ejercicio será de pie, codo con codo con su compañero de ejercicios. Póngase de pie con los pies separados a la anchura de las caderas y las rodillas ligeramente flexionadas. Deje que los brazos y las manos cuelguen a los lados.

Lanzamiento del balón medicinal

Desde la posición inicial, cada persona se aleja tres pasos de la otra.

A continuación, gírense y colóquense uno frente al otro.

Juzguen la distancia. Si esto proporciona suficiente espacio para lanzarse un balón el uno al otro, quédense ahí.

Uno de los miembros de la pareja cogerá la pelota y comenzará a lanzarla.

Comience lanzando la pelota por debajo de la mano.

Desde una posición de pie, sostenga la pelota frente a usted.

Ahora, flexione las caderas e inclínese ligeramente hacia delante para poder meter el balón entre las piernas.

Coloque las manos debajo del balón y cree tensión en los tríceps.

Tome aire y suéltelo.

Al soltar, lance la pelota a su compañero.

Los primeros intentos deben servirle para probar su fuerza y obtener una sensación de la pelota y el lanzamiento. Sin embargo, su objetivo es lanzarla de modo que su compañero no se mueva demasiado a su izquierda o a su derecha para cogerla.

Si su lanzamiento se queda corto en cuanto a distancia, determine si ambos necesitan acercarse más.

Cada pareja lanzará la pelota 8 veces.

Si lo desea, también puede realizar este ejercicio sentado.

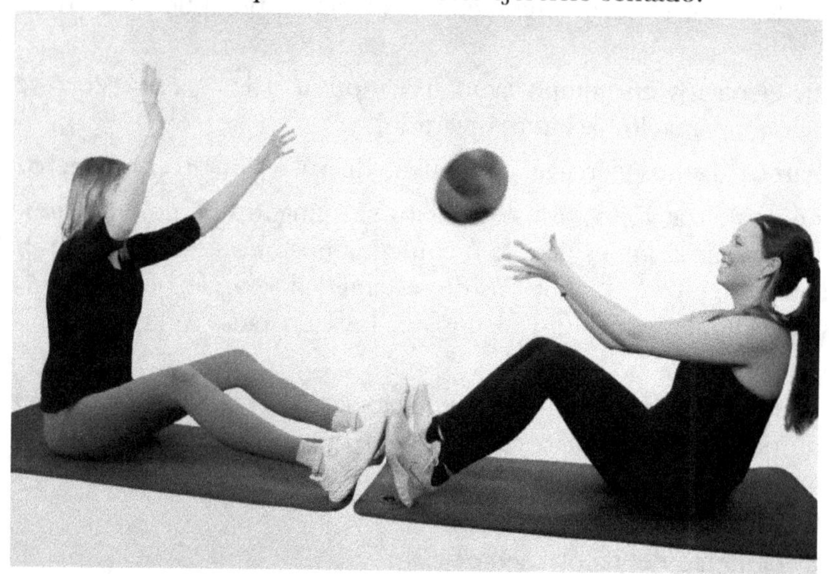

Pase del balón medicinal

Desde la posición inicial, cada pareja se da la vuelta para colocarse espalda con espalda.

Cada pareja se mantiene erguida.

Eviten apoyarse el uno en el otro.

Sin embargo, deben tocarse la espalda.

Un miembro de la pareja tomará el balón medicinal y lo sostendrá frente a su compañero.

El compañero con el balón toma aire y lo exhala.

En la exhalación, se girará hacia su derecha y esperará a que su compañero reciba el balón.

Cuando su compañero de ejercicio tome aire, hágalo usted también.

Luego, suéltelo.

Al soltarlo, gire hacia su izquierda, listo para recibir el balón.

A continuación, el compañero con el balón lo sujetará entre sus brazos.

Tomen aire y suéltenlo.

Al soltarlo, se girará hacia su derecha, listo para pasar el balón.

El compañero sin el balón también tomará aire y lo soltará.

Al soltarlo, se girarán hacia su izquierda, listos para recibir el balón.

Cada pareja se pasará el balón y lo recibirá 8 veces.

A continuación, permanezcan de pie espalda con espalda, pero los compañeros cambiarán el lado utilizado anteriormente para recibir y pasar la pelota.

La pareja que sostuvo la pelota primero deberá sostenerla de nuevo. Esta vez, se girarán hacia la izquierda y se pasarán la pelota.

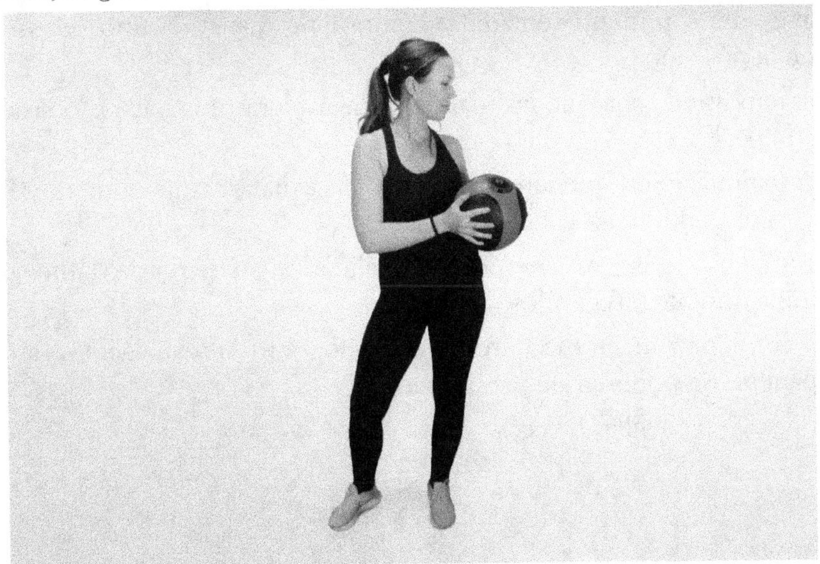

Tome aire y exhale.

En la exhalación, gire hacia su izquierda, listo para pasar la pelota.

El compañero tomará aire y exhalará en sincronía con el otro.

En la exhalación, gire hacia su derecha, listo para recibir el balón.

El compañero con el balón lo asegurará en sus brazos.

Tomen aire y exhálenlo.

En la exhalación, gire hacia su izquierda, listo para pasar el balón.

Su compañero respirará y exhalará con usted.

En la exhalación, gire hacia su derecha, listo para recibir el balón.

Cada pareja se pasará la pelota y la recibirá 8 veces.

Sentadilla espalda con espalda

Desde la posición inicial, cada pareja se apartará de la otra de modo que acaben espalda con espalda.

Párense derecho y comprueben su postura.

Mantengan los pies separados a la anchura de las caderas con las rodillas ligeramente flexionadas.

En este ejercicio, se apoyarán el uno en el otro.

Sin embargo, no se utilicen el uno al otro como muleta. Cada compañero debe soportar su peso.

Antes de la primera sentadilla, compruebe que cada uno de ustedes está en la posición.

Para apoyarse, coloque las manos en las caderas, los muslos o crúcelas sobre el pecho.

A continuación, tome aire y exhálelo. Al exhalar, ambos miembros de la pareja se pondrán en cuclillas.

Cree tensión en su cuerpo sin inclinar a su pareja. Mantenga la sentadilla durante 3 segundos.

A continuación, tome aire y espírelo. En la exhalación, ambos compañeros se pondrán de pie de nuevo.

Póngase en cuclillas 8 veces.

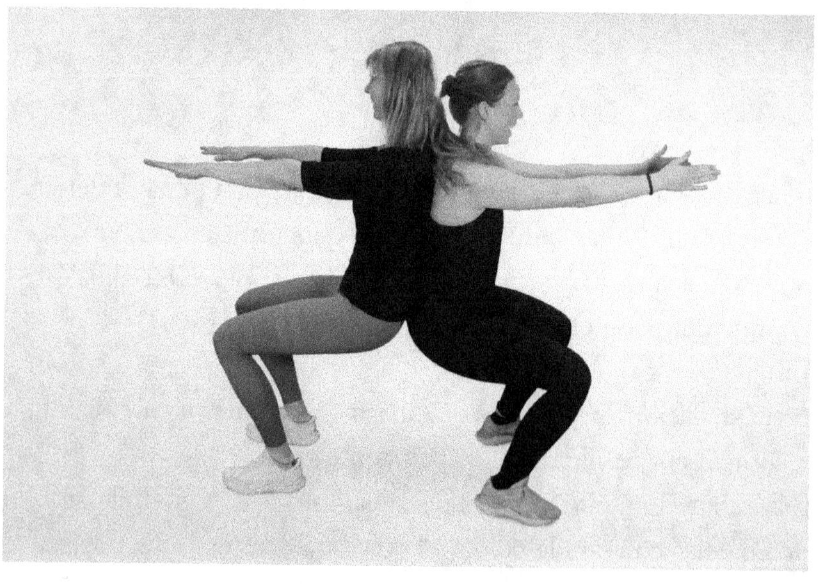

Marcha lateral en cuclillas

Este ejercicio requiere sincronización, esfuerzo y confianza por parte de ambos compañeros de ejercicio.

Desde la posición inicial, cada compañero se apartará del otro.

Sitúense espalda con espalda.

Cada compañero comprobará su postura.

Deberán sentir la espalda del otro.

Sin embargo, eviten apoyarse el uno en el otro.

Si ambos se ponen rectos, sentirán la espalda del otro, pero sin apoyarse demasiado.

Ambos miembros de la pareja tomarán aire y exhalarán.

Al exhalar, ambos miembros de la pareja se pondrán en cuclillas y mantendrán la posición durante tres segundos.

A continuación, uno de los miembros de la pareja dará un paso lateral hacia la derecha mientras que el otro lo hará hacia la izquierda. Una vez que ambos den el paso, pónganse de nuevo en cuclillas.

Vuelvan a la posición inicial con un empujón del pie derecho por un compañero y del pie izquierdo por el otro.

Repita la secuencia de sentadillas laterales 8 veces.

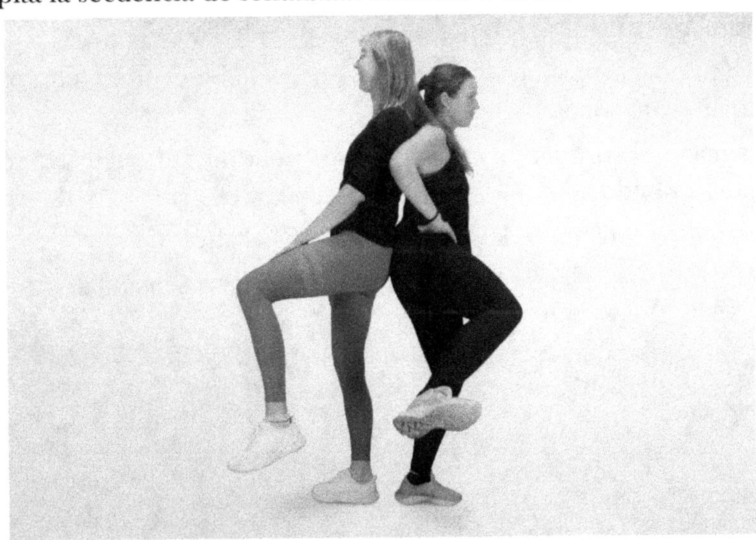

Ahora, las parejas cambiarán el pie que utilizaron.

Desde la posición inicial, cada pareja permanecerá de espaldas a la otra y espalda contra espalda.

Comprueben su postura y tóquense la espalda. Eviten apoyarse demasiado el uno en el otro.

Póngase en posición de cuclillas y manténgala durante 3 segundos.

Tomen aire y exhálenlo.

En la exhalación, el primer miembro de la pareja dará un paso lateral hacia su izquierda y el otro dará un paso lateral hacia su derecha.

A continuación, cada pareja se pondrá en cuclillas.

Mantengan la sentadilla durante 3 segundos.

Tomen aire y exhálenlo; en la exhalación, vuelvan a la posición de cuclillas original.

Repitan la sentadilla lateral de este lado 8 veces.

Banda de resistencia en balancín

Las bandas de resistencia son estupendas para los ejercicios en pareja. Si no dispone de una, no pasa nada. Puede utilizar una toalla en su lugar.

Desde la posición inicial, aléjese de su pareja lo suficiente como para estirar la banda de resistencia. A continuación, colóquense uno frente al otro.

Sujetando el borde de la banda de resistencia, cada pareja tomará aire y lo exhalará.

El primer compañero levantará los brazos en el aire.

El segundo compañero se pondrá en cuclillas. Ambos compañeros tomarán aire y lo soltarán.

Al soltar, el primer compañero se pondrá en cuclillas con un movimiento rápido.

El segundo compañero levantará los brazos al aire.

Cada pareja completará 8 estiramientos al aire y 8 sentadillas.

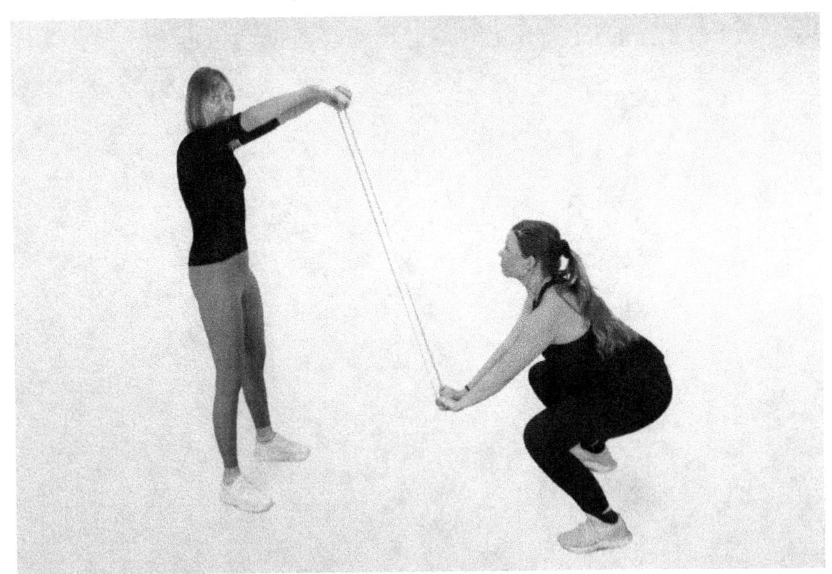

Banda de resistencia en balancín con un giro

Desde la posición inicial, cada compañero sujetará un extremo de una banda de resistencia o una toalla.

Aléjense lateralmente el uno del otro hasta estirar la banda de resistencia.

Cada pareja mirará al frente de la sala.

El compañero del lado derecho de la sala comenzará el ejercicio.

Gire el torso hacia la derecha de la sala, tirando de la banda de resistencia con ambas manos.

Mantenga ambos pies plantados en el suelo y mantenga la posición durante tres segundos.

El segundo compañero permanecerá mirando al frente de la sala y sujetará la banda de resistencia.

Después de 3 segundos, el primer compañero soltará el giro y el segundo girará hacia el lado izquierdo de la sala. Mantenga la posición durante 3 segundos.

El segundo compañero mirará hacia el frente de la sala, sujetando la banda de resistencia.

Cada pareja completará 8 giros.

A continuación, las parejas cambiarán de lado. El primer compañero girará hacia la izquierda 8 veces.

El segundo compañero girará hacia la derecha 8 veces.

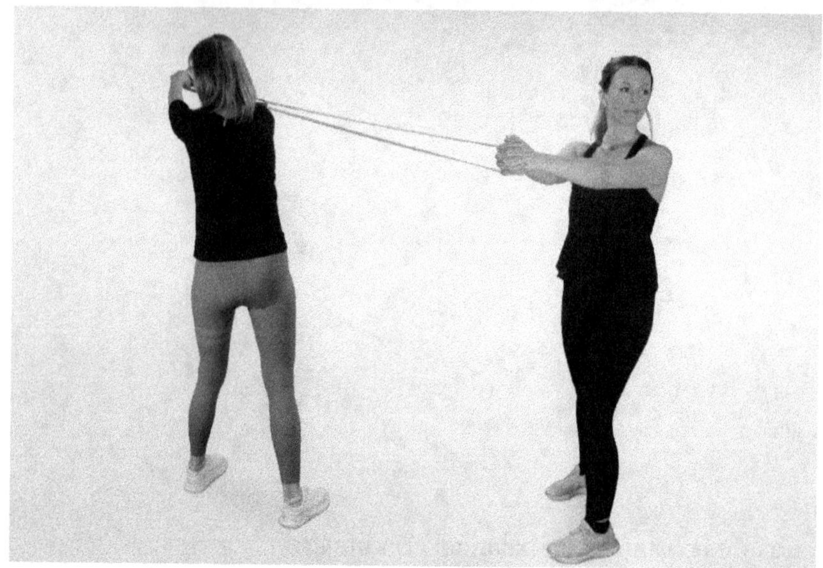

Contragolpes de tríceps con banda de resistencia

Este ejercicio requiere una banda de resistencia.

Desde la posición inicial, un compañero sujetará el centro de la banda de resistencia.

A continuación, el compañero sujetará ambos extremos de esta. Ambos miembros de la pareja se alejarán el uno del otro hasta estirar suficientemente la banda.

Colóquense uno frente al otro y sujeten su parte de la banda.

El compañero que sujeta los extremos de la banda de resistencia pasará a la posición de remo.

Desde la posición de pie, doble ligeramente las rodillas.

A continuación, flexione la cintura hacia delante. A continuación, tire de la banda de resistencia hacia el fondo de la sala mientras extiende los brazos hacia atrás en un movimiento rápido.

Tire de la banda de resistencia para trabajar los tríceps 8 veces.

Ahora, cambie con su compañero.

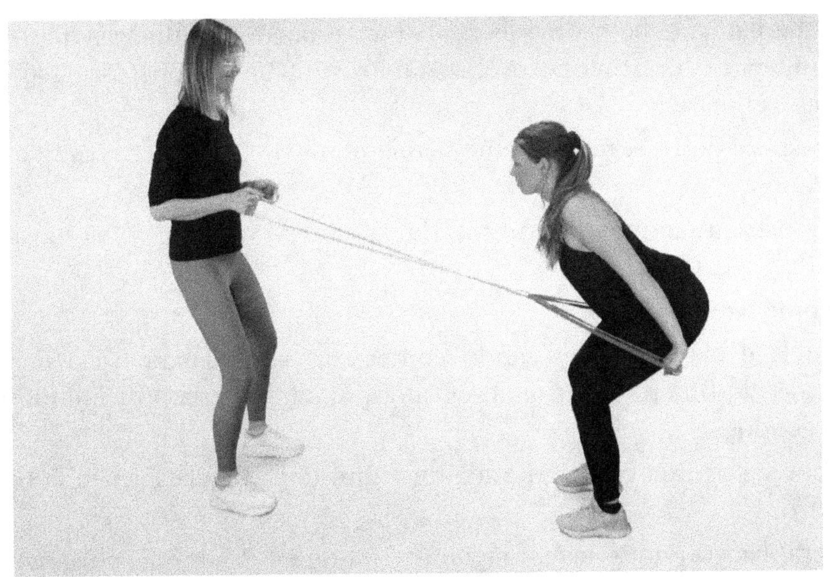

Estiramientos

Estirarse con un compañero también es divertido. Echemos un vistazo a algunos estiramientos en pareja.

Estiramiento en V sentado

Para este estiramiento en pareja, ambos individuos se sentarán en el suelo. Para que resulte cómodo, utilice una esterilla de yoga. Además, le ofreceremos dos variaciones.

Ambos miembros de la pareja se colocarán uno frente al otro. Cada uno abrirá las piernas y formará una V.

A continuación, ambos miembros de la pareja se tocarán con los pies.

Dependiendo de cómo se sienta, haga ajustes.

Para un estiramiento más amplio, haga la V más ancha. Si no está preparado para un estiramiento amplio, haga la V más estrecha.

Una vez que ambos se sientan cómodos, tómense de los brazos.

Mirándose de frente, agárrense de los antebrazos.

Ambos miembros de la pareja tomarán aire.

El primer miembro de la pareja exhalará y se inclinará hacia delante, mientras que el segundo exhalará y se inclinará hacia atrás.

El primer miembro de la pareja profundizará en el estiramiento cuando el segundo se incline hacia atrás.

Mantenga la posición durante 10 segundos.

Cada pareja debe hacer saber a la otra si puede profundizar más en el estiramiento o no. Entonces, el segundo compañero debe escuchar esas señales verbales.

Después de 10 segundos, ambos miembros de la pareja tomarán aire y exhalarán.

Al exhalar, ambos miembros de la pareja volverán a su posición sentada y erguida.

Tome aire de nuevo.

En la exhalación, el segundo compañero se inclinará hacia delante mientras el primero se inclina hacia atrás. Mantenga esta posición durante 10 segundos.

Para la segunda variación, cada miembro de la pareja sujetará la mano del otro.

Para hacerlo más fácil, mientras están uno frente al otro, ambos miembros de la pareja extenderán la mano derecha hacia el otro.

Ahora, apriétela.

Tomen aire y exhálenlo.

Al exhalar, ambos miembros de la pareja inclinarán el brazo izquierdo por encima de la cabeza y se estirarán hacia el lado derecho de la habitación. Mantengan el estiramiento durante 10 segundos.

Después de 10 segundos, tomen aire y exhálenlo.

Al exhalar, vuelvan a la posición sentada y erguida.

Ahora, cambien de mano extendiendo la mano izquierda hacia la otra.

Entrelácelas. Tomen aire y exhalen.

Al exhalar, estire el brazo derecho por encima de la cabeza e inclínese hacia el lado izquierdo de la habitación.

Mantengan la posición durante 10 segundos.

Después de 10 segundos, tomen aire y exhalen.

En la exhalación, vuelvan a la posición erguida, sentada.

Salgan del estiramiento doblando las piernas hacia sí.

Por ejemplo, puede sentarse con las piernas cruzadas. A continuación, póngase de pie.

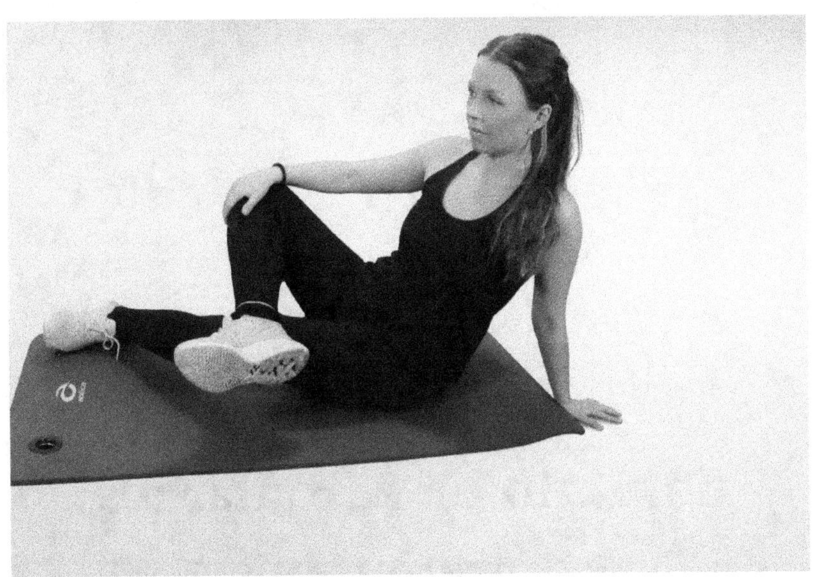

Ha llegado al final de nuestra lista de ejercicios y estiramientos para personas mayores que desean mejorar su equilibrio. ¡Enhorabuena!

Esperemos que haya probado todos estos ejercicios y estiramientos para poder calibrar dónde se encuentra físicamente y, lo que es más importante, lo bien que puede mantener el equilibrio.

Nuestro último capítulo se centra en lo que puede hacer si experimenta un contratiempo. Sumerjámonos en ello.

Capítulo 10: Afrontar los contratiempos

A lo largo de los capítulos anteriores hemos mostrado varias oportunidades para poner a prueba sus capacidades y limitaciones físicas actuales. También insertamos consejos y recordatorios para ayudarle a prevenir lesiones, como el sobreesfuerzo muscular. Usted no puede controlar los posibles contratiempos. Por ejemplo, puede tener una antigua lesión que podría reaparecer. Cuando se producen estos contratiempos, es vital encontrar una forma de evitarlos. Incluso los contratiempos menores pueden hacerle perder la motivación o la capacidad de seguir mejorando su equilibrio. Aunque estos contratiempos pueden ocurrir sin previo aviso, es esencial tomar medidas para prevenirlos, como programar su revisión anual con su médico.

Luego están los contratiempos que se producen por falta de concentración, estiramientos o motivación. Hablamos de la importancia de entrenar con una mentalidad positiva. Le ayudará a concentrarse y a mejorar su salud mental. Además, es menos probable que se lesione por accidente.

Actitud positiva ante los contratiempos

Muy pocas personas encuentran alegría en sufrir una lesión durante el ejercicio. Una lesión durante el ejercicio no solo afecta a sus sesiones de entrenamiento, sino también a su capacidad para realizar las tareas cotidianas. Aunque no pueda hacer ejercicio durante unos días, mantenga una actitud positiva.

No todos los contratiempos son físicos, algunos son mentales. El cuerpo no rinde igual todos los días. Algunos días es más flexible que otros. Algunos días también se sentirá más fuerte que otros. Además, algunas personas se fijan objetivos de peso o forma física y tienen problemas para alcanzarlos. Consideran que no alcanzar sus objetivos es un retroceso.

La buena noticia es que, en la mayoría de los casos, puede superar sus contratiempos. Exploraremos cómo en el capítulo 10.

Algunas lesiones comunes que sufren las personas mayores durante el ejercicio son:

- Esguinces
- Distensiones
- Tirones musculares
- Tensión articular
- Calambres en las espinillas

Los esguinces afectan a los ligamentos, mientras que los estiramientos afectan a los tendones. En ambos casos, las lesiones solo provocan rigidez o agujetas. Sin embargo, unidas a la edad, pueden resultar más dañinas y preocupantes. En casos graves, las lesiones le impedirán levantarse durante más tiempo.

Los esguinces y torceduras leves tardan una media de dos semanas en sanar. Para evitar que la lesión empeore, evite el ejercicio extenuante durante 8 semanas. En lugar de realizar ejercicios de pie y con pesas, trabaje con ejercicios de suelo, estiramientos y yoga.

Los tirones musculares leves tardan entre tres y seis semanas en curarse. Tras sufrir un tirón muscular, evite por completo el ejercicio. Al cabo de unos días, pruebe a hacer estiramientos y evalúe cómo se siente. A continuación, realice una actividad física que no implique la zona lesionada.

Cualquiera que haya padecido dolores en las espinillas le dirá que no son agradables. La actividad repetitiva y los ejercicios extenuantes de pie suelen provocar dolor en las espinillas. Si da un largo paseo, puede sentir los efectos al día siguiente. Los dolores de espinilla graves pueden tardar meses en curarse. Los casos leves pueden necesitar unos días de reposo.

Si experimenta tensión articular, acuda a su médico. La tensión articular es un signo de artritis. Las personas con casos leves de estrés articular se benefician del ejercicio. Puede que necesite un régimen de ejercicio especializado si tiene un caso grave.

Este libro se centra en ejercicios que le ayudan a mejorar su equilibrio. Ninguno de estos ejercicios debe causarle molestias graves ni tensión en las articulaciones. Le ayudarán a estirar los músculos, lubricar las articulaciones y fortalecer el tronco sin tener que hacer abdominales.

Importancia del descanso y la rehabilitación si se produce una lesión

La comunidad médica considera que las personas mayores deben realizar 150 minutos de ejercicio a la semana. Lo ideal es que divida ese tiempo en incrementos diarios de 30 minutos.

Si experimenta un contratiempo físico que requiera reposo y rehabilitación, descanse. Descansar no significa sentarse en el sofá todo el día y ver la televisión, ni significa evitar estar de pie todo el día.

Cuando necesite rehabilitar una lesión, examine sus alternativas de ejercicio. Por ejemplo, el yoga. Las posturas de la esfinge y la cobra son estupendas para los brazos y la espalda. Ninguna de las dos posturas requiere que se ponga de pie. Las torsiones espinales sentadas y la postura de la mariposa también son estupendas para la espalda, los oblicuos y el tronco, y tampoco requieren que se ponga de pie.

Si necesita descansar las piernas, siempre puede realizar los ejercicios en silla sentado que hemos descrito. Aunque sus piernas estén experimentando fatiga, puede seguir fortaleciendo sus brazos. Además, los ejercicios en silla sentado son lo suficientemente suaves para sus piernas como para ayudarle a rehabilitar tirones musculares, distensiones y esguinces.

Todo el mundo necesita descansar tanto como dormir, entre 7 y 9 horas diarias. Los músculos, huesos y articulaciones más viejos requieren un poco más de descanso que los treintañeros.

Si se produce una lesión, tome algunas medidas para reducir el impacto.

Descanse al menos 2 días. Descansar significa simplemente evitar los paseos largos, el ejercicio extenuante y permanecer de pie durante mucho tiempo.

Aplicar hielo y calor en la zona. Los profesionales debaten si el calor o el frío funcionan mejor para reducir la inflamación y el dolor. Por lo tanto, considere la posibilidad de utilizar ambos. Coloque una compresa fría en la zona que presenta molestias durante 15 minutos. Después, sustituya el frío por calor. Déjela actuar otros 15 minutos. El calor crea una sensación calmante, mientras que el frío hace que la sangre acuda a la zona lesionada. Mucha gente cree que la sangre tiene propiedades curativas. Por lo tanto, su propio cuerpo puede sanarse a sí mismo con las estrategias adecuadas.

Dentro de unos días, examine la zona. ¿Recuerda qué causó la lesión? Si la causó un ejercicio de pie, realice ejercicios en el suelo o sentado antes de volver a los de pie.

Cuide su dieta. Quiere comer alimentos que nutran su cuerpo, no que lo entorpezcan. Coma buenas raciones de frutas, verduras y proteínas. Evite los alimentos demasiado procesados que contengan grandes cantidades de azúcar, aceites y grasas.

Después de una semana, intente ejercitar otras zonas de su cuerpo para ver cómo responde a la actividad física. Puede que experimente algo de dolor, pero es del tipo que indica que sus músculos se están fortaleciendo.

Importancia de la continuidad del ejercicio - desarrolle una rutina

La constancia es fundamental para mejorar y mantener su equilibrio. Incluso si experimenta un contratiempo físico, haga todo lo posible por practicar ejercicios alternativos. Si hoy sale a dar un agradable paseo de media hora, puede que se sienta sin aliento hacia el final. Sin embargo, si sigue caminando media hora diaria durante una semana, notará que le faltará menos el aliento tras ese tiempo: ese es el efecto de la constancia.

Si se toma un descanso de una semana y vuelve a caminar, se sentirá mejor después del primer paseo. Es casi como empezar de nuevo.

En lugar de someter a su cuerpo a ese tipo de estrés, desarrolle una rutina. Utilice su situación vital a su favor. Por ejemplo, si vive en una comunidad de jubilados, reúna a algunos de sus vecinos y hagan ejercicio juntos después del desayuno. Si vive en casa, haga ejercicio con su pareja, sus familiares o a solas.

Después, aséese y aproveche el día. Suponga que tiene las mañanas ocupadas porque ayuda a cuidar a sus nietos. En ese caso, podría dejar sus actividades físicas para la tarde o la noche. La cuestión es desarrollar un horario que funcione para usted, su vida y sus compromisos.

Y lo que es más importante, desarrollar una rutina evitará las lesiones porque mantendrá sus músculos estirados y fuertes.

Después de experimentar un contratiempo, lo peor que se puede hacer es rendirse. Un estudio reveló que el 73 % de las personas que se fijan propósitos de Año Nuevo relacionados con la forma física no llegan a final de año, y mucho menos al primer mes. Es más, muchos dejan de hacer ejercicio por completo. *No hacer ejercicio* tiene efectos graves - y para toda la vida -, como un mayor riesgo de enfermedades cardiacas, obesidad y diabetes. Además, las personas mayores experimentarán la pérdida de masa muscular y fuerza, lo que deteriora el equilibrio.

Ahora que ha llegado hasta el final de este libro, puede mejorar su equilibrio hoy mismo. Es posible que ya haya probado varios de nuestros ejercicios. Si no lo ha hecho, comience con nuestros ejercicios de estiramiento y siga después con el resto de los capítulos. Ya ha dado el primer paso para fortalecer sus músculos. A continuación, convierta en rutina la mejora continua de su equilibrio. Las personas mayores se benefician de la actividad física diaria, al menos 30 minutos.

Sabemos que puede mejorar su equilibrio y su calidad de vida en estos años dorados.

¡Gracias por leer, y feliz ejercicio!

Vea más libros escritos por Scott Hamrick

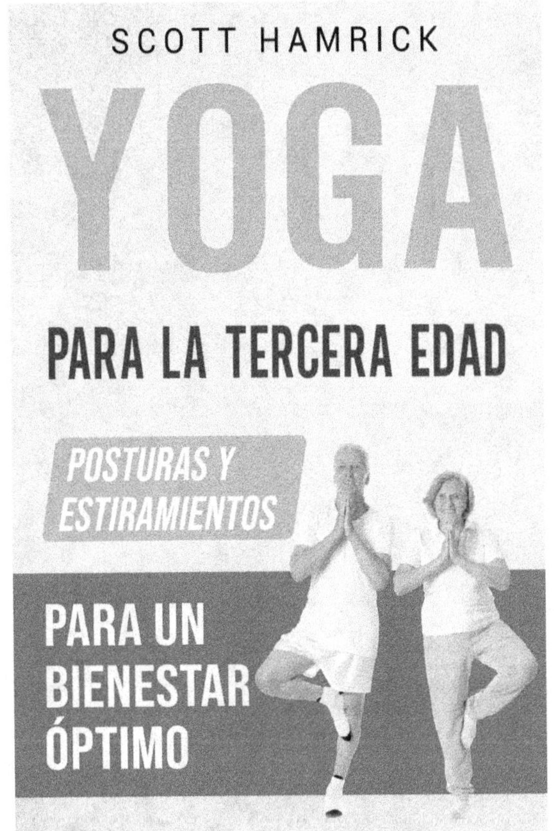